Wahrburg · Egert
**Richtig einkaufen
Kalorien & Energiedichte**

Die Autorinnen

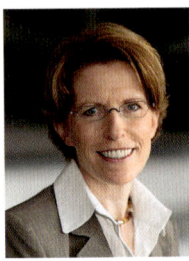

Ursel Wahrburg

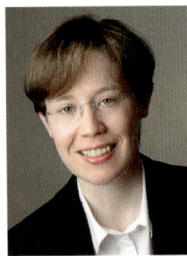

Sarah Egert

Ursel Wahrburg (Fachhochschule Münster, Fachbereich Oecotrophologie) und **Sarah Egert** (Universität Bonn, Institut für Ernährungs- und Lebensmittelwissenschaften) begleitet das Thema »Lebensmittel und was eigentlich in ihnen steckt« schon ihr ganzes Berufsleben über. Mit Nährwerten von Lebensmitteln, Datenbanken und Co. haben sie quasi ständig zu tun – und stoßen dabei immer wieder auf Unzulänglichkeiten: fehlende Werte, mangelnde Aktualität, Unübersichtlichkeit ... Das muss doch auch besser gehen, dachten sich die beiden vor einigen Jahren. Aus diesem Gedanken heraus entstand »Die große Wahrburg/Egert Kalorien- & Nährwerttabelle« (ebenfalls erschienen bei TRIAS) und nun dieses Buch, gezielt auf Kalorien und (erstmals in Buchform) Energiedichte zugespitzt.

Prof. Dr. troph. Ursel Wahrburg
Dr. oec. troph. Sarah Egert

Richtig einkaufen
Kalorien & Energiedichte

Für Sie bewertet:
1300 Lebensmittel und Fertigprodukte

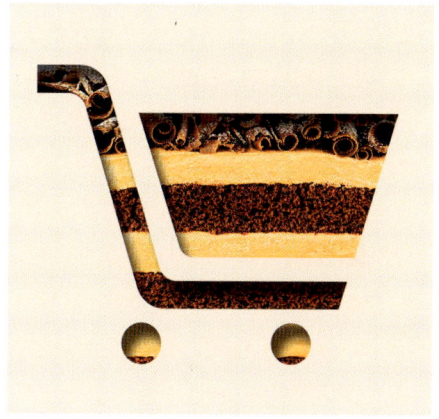

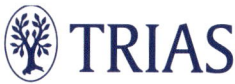

Inhalt

- 6 Vorwort

Das Energiedichte-Konzept
- 9
- 10 Übergewicht abbauen
- 13 So geht's: dauerhaft abnehmen
- 20 Ernährungs-Tipps

Einkaufs-Tabellen
- 31
- 32 So lesen Sie die Tabellen
- 36 Fleisch, Geflügel, Wurstwaren und Eier
- 45 Fisch und Meeresfrüchte
- 51 Milchprodukte und Käse
- 61 Speisefette und -öle
- 65 Getreideprodukte
- 78 Gemüse, Salat und Kartoffeln
- 87 Obst und Nüsse
- 95 Süßes und Herzhaftes
- 112 Getränke
- 117 Register

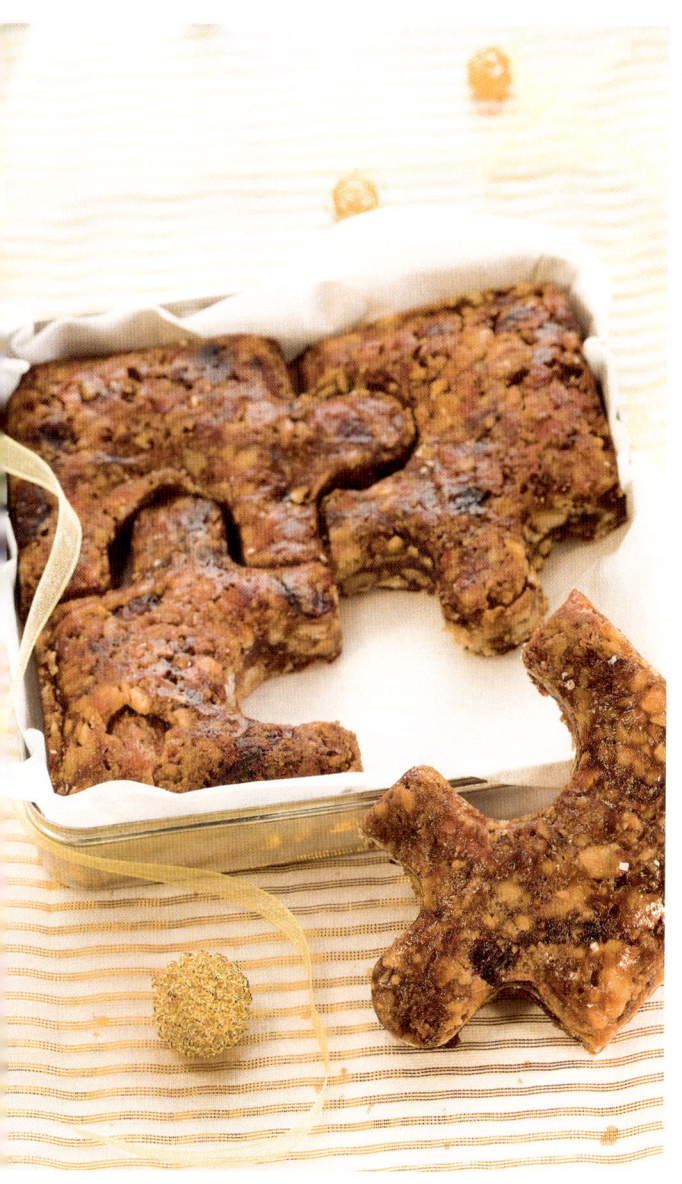

Vorwort

Liebe Leserin, lieber Leser,

Lebensmittel mit geringer Energiedichte helfen beim Abnehmen. Mitten in den nicht enden wollenden Diskussionen um die beste Diät sind sich die Experten hier einmal einig: Richtig umgesetzt, funktioniert das Prinzip tatsächlich. Aber was genau hat es damit auf sich, und wie hilft es Ihnen beim Kampf gegen die Pfunde? Der Ratgeber erklärt Ihnen das einfache Konzept, bei dem es darum geht, dass Sie durch geschicktes Austauschen und Verändern von Lebensmitteln und Gerichten viele Kalorien sparen können. Das ist eine entscheidende Voraussetzung zum Abnehmen. Gleichzeitig, und das ist ebenso wichtig für den Erfolg, werden Sie gut satt und verändern dabei Ihre Essgewohnheiten langsam aber sicher so, dass es Ihnen leicht fällt, Ihr neues Gewicht auf Dauer zu halten. Sie müssen Ihre Ernährungsweise nicht radikal umstellen, keine komplizierten Diätvorschriften einhalten und auch nicht ständig Kalorien zählen, sondern können weiterhin mit Freude und Genuss essen.

Nach Lebensmittelgruppen geordnet, zeigt der Einkaufsführer Ihnen, welche Lebensmittel zum Sattessen besonders geeignet sind, bei welchen Sie auf die Menge achten und welche eher die Ausnahme sein sollten, wenn Sie abnehmen

VORWORT

möchten. Dazu haben wir Hunderte von Lebensmitteln, auch Markenprodukte, sowie zahlreiche Speisen und Gerichte für Sie nach einem übersichtlichen Ampelsystem bewertet. So hilft das Büchlein im Handtaschenformat Ihnen beim täglichen Einkauf, beim Kochen und beim Essen außer Haus, die richtige Wahl zu treffen und Kalorien zu sparen.

Übrigens hilft eine Kost mit geringer Energiedichte nicht nur beim Abnehmen, sondern es ist ebenso eine abwechslungs- und nährstoffreiche Ernährungsweise, die Ihnen hilft, gesund zu bleiben – empfehlenswert für jedermann.

Wir wünschen Ihnen viel Erfolg beim Abnehmen und Freude beim genussvoll-gesunden Essen!

Ihre Ursel Wahrburg und Sarah Egert

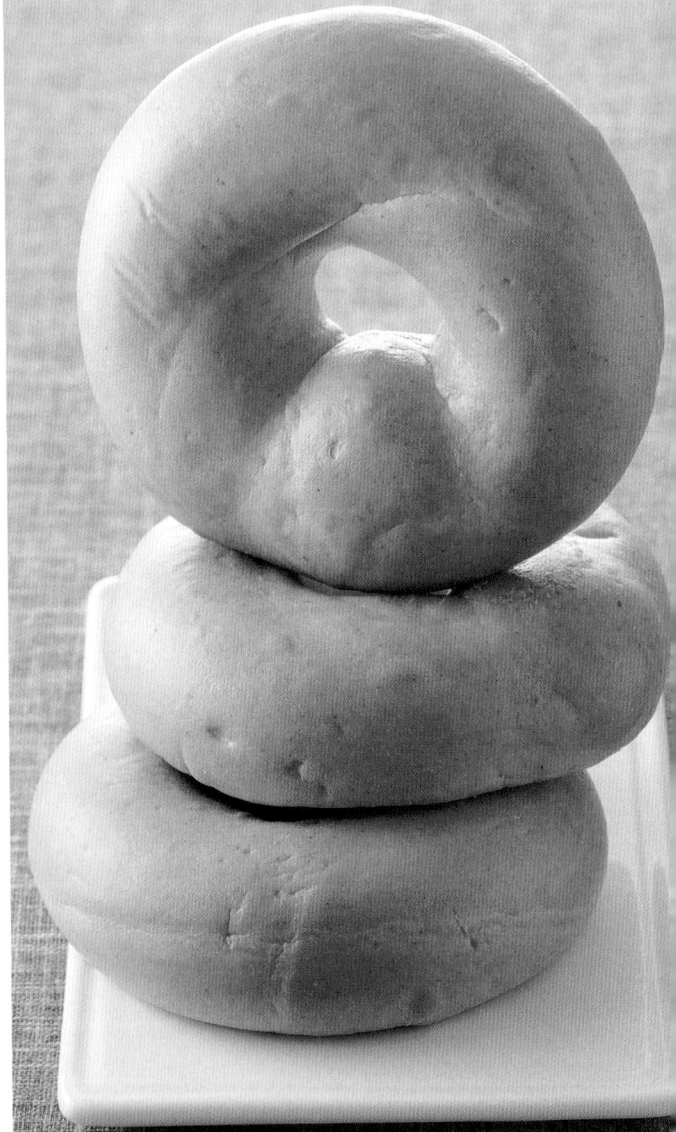

Das Energiedichte-Konzept

Man kann mit fast allen Diäten kurzfristig abnehmen, aber genauso sicher nimmt man danach zu, wenn man wieder in die alten Ernährungsgewohnheiten verfällt. Mit dem Energiedichte-Konzept können Sie Kalorien sparen und sich dennoch satt essen – Schluss mit dem Jo-Jo-Effekt!

Übergewicht abbauen

Zu viel Gewicht schadet unserer Gesundheit, daran besteht kein Zweifel. Es belastet nicht nur Knochen und Gelenke, sondern bringt auch den Stoffwechsel aus dem Takt, was zu Diabetes führen kann, zu hohen Blutfettwerten oder Gicht.

Außerdem steigt häufig der Blutdruck an. Diese Erkrankungen gefährden dann besonders Herz und Kreislauf. Bei Übergewicht kommt es daher sehr viel öfter zum Herzinfarkt oder Schlaganfall als bei normalgewichtigen Menschen.

Wo beginnt Übergewicht?

Um zu beurteilen, ob jemand über- bzw. untergewichtig ist, hat sich heute international der sogenannte Body-Mass-Index (BMI) durchgesetzt, der als Quotient aus dem Gewicht (in kg) und der Körperlänge (in m^2) berechnet wird:

$$BMI = \frac{Körpergewicht\,(kg)}{Größe\,(m) \times Größe\,(m)}$$

Ein Beispiel: Nehmen wir an, Sie sind 78 kg schwer und 1,80 m groß. Ihr BMI errechnet sich dann so:

ÜBERGEWICHT ABBAUEN

$$\text{BMI} = \frac{78\,\text{kg}}{1{,}80\,\text{m} \times 1{,}80\,\text{m}} = 24{,}1$$

Nach der Definition der Weltgesundheitsorganisation (WHO) gilt ein BMI unter 18,5 als Untergewicht, Werte von 18,5 bis 25 als Normalgewicht. Von Übergewicht sprechen wir bei einem BMI von über 25 bis 30. BMI-Werte über 30 bedeuten Fettleibigkeit (Adipositas).

Bei dieser Einteilung handelt es sich lediglich um eine Richtschnur, die im Einzelfall nicht das Maß aller Dinge sein kann. So bedeutet Übergewicht – das heißt BMI-Werte noch unter 30 – nicht zwangsläufig, dass man abnehmen muss. Wenn Sie körperlich aktiv, gesund und fit sind, Blutdruck, Blutzucker und Blutfette im »grünen« Bereich liegen, sollten Sie versuchen, Ihr Gewicht zu halten, und sich nicht unbedingt bemühen, das »Normalgewicht« zu erreichen. Übrigens darf man auch mit steigendem Alter ein paar Kilos mehr tolerieren, solange man gesund dabei ist.

Bei einem BMI über 30 jedoch steigt das Risiko für die Folgeerkrankungen wie Diabetes, Fettstoffwechselstörungen oder Bluthochdruck ganz massiv an, und dann sollten Sie möglichst abnehmen.

Taillenumfang

Auch der Taillenumfang gibt Auskunft über das mit dem Übergewicht einhergehende Gesundheitsrisiko. Die Gefahr, dass zu viele Pfunde den Stoffwechsel aus dem Gleichgewicht bringen und das Herzinfarkt- sowie Schlaganfallrisiko ansteigen lassen, ist besonders hoch, wenn sich im Bauchraum reichlich Fettgewebe findet. Von bauchbetonter Adipositas spricht man bei einem Taillenumfang von mehr als 102 cm bei Männern bzw. 88 cm bei Frauen.

Machen Sie keine Diät!

Ein schier unüberschaubarer Dschungel an Diäten verspricht schnelle Hilfe beim Abnehmen. Bei der einen soll man möglichst wenig Kohlenhydrate, stattdessen viel Fett essen, um damit quasi automatisch Kilos zu verlieren, bei der anderen wiederum soll sehr fettarmes Essen dünn machen, und bei der nächsten ist abends nur Eiweiß erlaubt. Um sich hier zurechtzufinden, lautet die wichtigste Diät-Faustregel: Machen Sie einen Bogen um alle »Diät-Extremisten«! Je einseitiger eine Diät und je größer die Abnehmerfolge, die ihre Erfinder versprechen, desto ungeeigneter ist sie für eine gesunde und dauerhafte Gewichtsabnahme. Dabei ist es ganz egal, ob Sie auf Kohlenhydrate oder auf Fette verzichten beziehungsweise sich fast ausschließlich von Kohlsuppe oder Ananas ernähren sollen.

Mit fast jeder Diät werden Sie zunächst abnehmen. Das neue Gewicht auf Dauer zu halten, ist viel schwieriger. Denn meist isst man nach einigen Diätwochen wieder genauso wie vor der Diät, und die verlorenen Pfunde finden sich rasch an Bauch oder Po wieder. Viele Betroffene kennen den berüchtigten Jo-Jo-Effekt nur zu gut. Auch der Stoffwechsel gerät durch das ständige Rauf und Runter immer mehr durcheinander.

So geht's: dauerhaft abnehmen

Mit einer langfristigen Veränderung Ihrer Ernährungsgewohnheiten können Sie erfolgreich und dauerhaft abnehmen. Allerdings: Ums Kaloriensparen kommen Sie dabei nicht herum! Mit dem Abnehmen funktioniert es nur, wenn die Kost deutlich weniger Kalorien enthält, als wir verbrauchen. Nur dann greift der Körper auf seine Reserven zurück und baut sein Fettdepot ab, um den Kalorienbedarf zu decken. Man spricht von einer sogenannten negativen Energiebilanz.

Ebenso wichtig ist es, dass Sie die Kost gut und lange im Alltag umsetzen können, denn sie soll Ihnen den Weg zur dauerhaft gesunden Ernährungsweise zeigen. Dazu muss die Abnehmkost gut sättigen und Ihre persönlichen Vorlieben und Abneigungen berücksichtigen, damit sie Ihnen gut schmeckt.

Wie aber schafft man all das, ohne ständig Kalorien zählen zu müssen und ohne dabei ständig hungrig zu sein?

Hier kommt die Energiedichte ins Spiel. Sie gibt an, wie viele Kalorien ein Lebensmittel pro Gramm enthält (kcal/g) und hilft beim Abnehmen, Lebensmittel richtig einzuschätzen. Zwar ist die offizielle Einheit für die

Energie seit einiger Zeit »Kilojoule« (kJ), aber alle Welt spricht noch immer wie früher von »Kilokalorien« (kcal) oder ganz einfach von »Kalorien«. Häufig findet man beide Einheiten, die Energiedichte wird jedoch nur in Kalorien pro Gramm angegeben.

Die Menge macht uns satt

Hunger und Sättigung werden im Körper durch ein sehr kompliziertes System gesteuert. Ein wichtiges Signal dabei ist die Magendehnung. Immer wenn wir etwas essen, dehnt die Nahrung unseren Magen mehr oder weniger aus. Nerven an der Magenwand registrieren dies genau, und ab einer bestimmten Ausdehnung leiten sie ein Signal ins Gehirn, das uns sagt: Wir sind satt und beenden die Mahlzeit. Dieses Sättigungssignal reagiert auf die Nahrungsmenge, nicht aber auf deren Kaloriengehalt. Eine Portion Pommes frites mit Mayonnaise zum Beispiel liefert uns zwar reichlich Fett und Kalorien, macht jedoch schlecht satt, weil sie viel weniger Volumen hat als etwa ein großer Salatteller, der mit viel Masse bei wenig Kalorien gut und anhaltend sättigt.

Dieser Sättigungseffekt lässt sich beim Abnehmen nutzen, indem vor allem Lebensmittel mit einer geringen Energiedichte gegessen werden, das heißt solche Produkte, die pro Gramm wenig Kalorien enthalten. Sie füllen den Magen mit viel Volumen, aber wenig Kalorien. Mit der Hilfsgröße der Energiedichte erkennen Sie geeignete Sattmacher ebenso wie »Kalorienbomben« auf einen Blick.

So geht's: dauerhaft abnehmen

Vorsicht, versteckte Fette!

Die höchste Energiedichte hat Fett mit 9 kcal/g, und dementsprechend haben alle fettreichen Lebensmittel eine hohe Energiedichte. Vielen Produkten sieht man ihren hohen Fettgehalt gar nicht an. Aber gerade diese versteckten Fette liefern uns viele überflüssige Kalorien. Jeder weiß, wie schnell sich ein Schokoriegel (und damit etwa 250 kcal) oder eine Portion Chips (etwa 200 kcal) verspeisen lässt, ohne dass wir uns wirklich satter fühlen würden.

Gemüse und Obst

Andererseits haben wasserreiche Lebensmittel wie Gemüse und Obst eine nur geringe Energiedichte. Bekanntlich hat Wasser keine Kalorien, der hohe Wasseranteil sorgt aber für ein großes Volumen und eine gute Sättigung.

Warum Ballaststoffe so wichtig sind

Dasselbe, was wir im oberen Abschnitt zum Obst und Gemüse gesagt haben, gilt für Ballaststoffe. Diese für uns unverdaulichen Bestandteile in pflanzlichen Lebensmitteln sorgen für eine geregelte Darmfunktion und damit für eine regelmäßige Verdauung. Sie liefern keine Kalorien und geben den Lebensmitteln so Masse bei niedriger Energiedichte. Ballaststoffreich sind vor allem Vollkornprodukte, Hülsenfrüchte, Kartoffeln sowie Gemüse und Obst. Bei letzteren führt die Kombination von hohem Wasser- und Ballaststoffgehalt zu einer besonders geringen Energiedichte.

Das Energiedichte-Konzept

Ballaststoffreiche Lebensmittel haben übrigens noch eine weitere Eigenschaft, die zur guten Sättigung beiträgt: Die Stärke- und/oder Zucker-Kohlenhydrate in Vollkornprodukten, Obst & Co. können durch die begleitenden Ballaststoffe nur langsam verdaut und ins Blut aufgenommen werden. Der Blutzuckerspiegel steigt daher auch nur langsam an und bleibt längere Zeit stabil. Damit fühlt man sich länger satt. Kohlenhydrate ohne begleitende Ballaststoffe, etwa aus Weißmehlprodukten oder Süßigkeiten, führen zu einem steilen Blutzuckeranstieg mit anschließendem raschem Abfall der Werte, und man wird schnell wieder hungrig. Sie sind zum Abnehmen nicht geeignet.

Eiweiß sättigt lange

Nicht nur ballaststoffreiche Lebensmittel sättigen gut, sondern ebenfalls solche mit einem hohen Eiweißgehalt (Fleisch, Fisch, Milchprodukte). Eiweiß aktiviert verschiedene Botenstoffe, die Sättigungssignale an das Gehirn senden. Zudem liefert es mit 4 kcal/g nur rund die Hälfte der Energie von Fett. Allerdings sind viele eiweißreiche Produkte gleichzeitig sehr fettreich und damit schon wieder energiedicht. Fettarme Varianten dagegen punkten mit niedriger Energiedichte und weniger Kalorien: Statt eines Sahnejoghurts einen fettarmen Joghurt oder statt eines Hähnchenschenkels mit Haut ein gleich großes Stück Hähnchenbrust zu essen, spart bereits jeweils 90 kcal. Auf mageres Fleisch, fettarme Milchprodukte und Fisch sollten Sie also beim Abnehmen nicht verzichten. Diese Lebensmittel sättigen nicht nur gut, sondern liefern gleichzeitig wertvolle Nährstoffe und sorgen für Abwechslung auf dem Speiseplan.

Ohne Hunger viele Kalorien sparen

Zum Abnehmen muss die Energiebilanz negativ werden. Leider reicht es dabei nicht aus, pro Tag nur 50 oder 100 kcal einzusparen. Dieses kleine Defizit kann unser Körper leicht durch verschiedene Energiesparmechanismen ausgleichen, ohne seine Fettreserven anzugreifen. Damit Körperfett abgebaut wird, sollte das tägliche Energiedefizit rund 500 bis 800 kcal betragen.

Dieser Einkaufsführer zeigt Ihnen, wie Sie durch den geschickten Austausch von Lebensmitteln mit hoher gegen solche mit niedriger Energiedichte in allen Lebensmittelgruppen die Kalorien reduzieren können, ohne weniger essen zu müssen. Die nachfolgende Tabelle zeigt, wie Sie allein durch den Austausch von sieben Lebensmitteln eine Ersparnis von über 800 kcal erzielen. Damit wäre das Ziel des täglichen nötigen Energiedefizits bereits erreicht.

Das persönliche Einsparpotenzial finden

Um herauszufinden, wo Ihre persönlichen Einsparpotenziale liegen – vielleicht eher bei süßen Backwaren, bei Fertiggerichten oder alkoholischen Getränken – ist es hilfreich, wenn Sie einige Tage lang genau Buch führen über alles, was Sie essen und trinken. Dann können Sie mithilfe der Ampeleinteilung dieses Einkaufsführers leicht erkennen, welche Lebensmittel in Ihrer Kost eine hohe Energiedichte haben, und gegen welche günstigen Alternativen Sie sie austauschen können. Ein ständiges Kalorienzählen ist dabei in der Regel nicht erforderlich.

DAS ENERGIEDICHTE-KONZEPT

Austauschtabelle zum Kaloriensparen

Tauschen Sie …		gegen …		… und Sie sparen
Lebensmittel	Energiedichte (kcal/g)	Lebensmittel	Energiedichte (kcal/g)	
10 g Nuss-Nougat-Creme	5,2	10 g Erdbeerkonfitüre	2,6	26 kcal
150 g Joghurt, 3,5 % Fett	0,7	150 g Magerjoghurt	0,4	42 kcal
30 g Camembert, 60 % Fett i. Tr.	3,6	30 g Camembert, 30 % Fett i. Tr.	2,1	46 kcal
150 g Schweinekotelett, paniert gebraten	2,6	150 g Putenbrust natur (+ 5 g Bratöl)	1,4	182 kcal
150 g Pommes frites	3,2	150 g gekochte Kartoffeln	0,7	370 kcal
200 g TK-Rahmkohlrabi	0,9	200 g TK-Kohlrabi (natur)	0,2	130 kcal
200 ml Cola	0,4	200 ml Mineralwasser	0	86 kcal
Ersparnis insgesamt				882 kcal

So geht's: dauerhaft abnehmen

Auf diese Weise sparen Sie die nötigen Kalorien, müssen aber nicht weniger essen und werden gut satt. Gleichzeitig – und das ist ganz entscheidend – müssen Sie ihre Essgewohnheiten nicht radikal ändern und alle Vorlieben aufgeben. Wenn Sie gern Pasta-Gerichte essen, können Sie dies weiterhin tun, jedoch mit weniger Kalorien, indem Sie beispielsweise die Spaghetti nicht mehr mit einer Sauce Carbonara, sondern mit einer leckeren Gemüsesoße zubereiten. So können Sie weiterhin mit Freude und Genuss essen. Dabei verändern sich ihre Gewohnheiten langsam, aber sicher so, dass Sie sich auch nach dem Abnehmen gesünder ernähren und das erreichte Gewicht halten. Außerdem werden Sie sich wohler und fitter fühlen.

Ernährungs-Tipps

Wenn Sie das Augenmerk auf eine niedrige Energiedichte legen und dabei für eine abwechslungsreiche und vielseitige Lebensmittelauswahl sorgen, wird ihre Ernährungsweise damit übrigens automatisch auch gesünder.

Sie enthält weniger sogenannte gesättigte Fette, die den Cholesterinspiegel und damit das Herzinfarktrisiko ansteigen lassen. Gleichzeitig liefert sie Ihnen viele Vitamine, Mineralstoffe, ist reich an verdauungsfördernden Ballaststoffen und schützt so vor ernährungsabhängigen Erkrankungen.

Wie sieht das nun in der Praxis aus? Was sollte ich beispielsweise bei kalten Mahlzeiten, wie Frühstück und Abendessen, verändern, damit die Energiedichte möglichst gering ist?

Frühstück und Abendessen

Vollkornbrot. Bevorzugen Sie Vollkornbrot. Es hat mehr Ballaststoffe als Brotsorten aus hellen Mehlen. Das sorgt für eine gute und lange Sättigung. Übrigens sind nicht in jedem Vollkornbrot ganze Körner zu sehen, und nicht jedes dunkel aussehende Brot ist ein Vollkornbrot.

Ernährungs-Tipps

Um wirklich sicher zu sein, fragen Sie am besten Ihren Bäcker nach den »echten« Sorten.

Kein oder wenig Streichfett. Wenn Sie auf Streichfett verzichten (oder zumindest weniger nehmen), verringern Sie damit die Energiedichte des belegten Brotes, einen Unterschied beim Sattwerden gibt es dadurch nicht. Besonders bei einem streichfähigen Belag wie etwa Quark werden Sie auch keinen Unterschied schmecken.

Der Brotbelag ist auschlaggebend. Beim Brotbelag lassen sich jede Menge Kalorien sparen. Viele Wurst- und Käsesorten enthalten reichlich versteckte Fette und haben damit eine hohe Energiedichte. Aber es gibt auch günstige Alternativen, wie Sie in den Tabellen sehen. Und wenn Sie auf Ihre Lieblingssorte nicht ganz verzichten möchten, werden es weniger Kalorien, wenn die Käse-/Wurstscheibe dünner bzw. kleiner wird.

Rohkost. Wenn Sie zu Ihrer Brotmahlzeit eine Tomate, ein Stück Gurke, ein paar Radieschen oder sonstige Rohkost essen, gibt das kaum zusätzliche Kalorien, Sie werden aber besser satt, und das Ganze schmeckt frischer.

Kein Fertig-Müsli! Müsli hat eine vergleichsweise hohe Energiedichte. Das gilt auch für Vollkornmüsli und liegt daran, dass es sich um sehr wasserarme Produkte handelt. Fertigmüslis gibt es außerdem oft stark gezuckert und mit Nüssen oder Schokolade, das macht sie noch kalorienreicher. Sie können aber die Energiedichte der Müslimahlzeit verringern, indem Sie Ihr Müsli aus verschiedenen Getreideflocken selbst mixen, keinen Zucker, sondern frisches Obst dazu geben und Vollmilch gegen fettarme Milch oder fettarmen Joghurt austauschen. Hier ein Beispiel:

Einsparpotenzial bei Müsli

Müslivariante	Menge	Energiegehalt	Energiedichte
50 g Schokomüsli, 125 ml Vollmilch	175 g	275 kcal	1,6 kcal/g
35 g Haferflocken, ½ Apfel, 125 ml fettarme Milch	210 g	215 kcal	1,0 kcal/g
Sie sparen		60 kcal	

Mittagessen (warme Mahlzeit)

Fettarmes Fleisch. Wählen Sie fettarme Fleischteile aus, zum Beispiel: statt Schweinemett lieber Tatar, statt Hähnchenkeule mit Haut lieber Hähnchenbrust, statt Mettwurst lieber Kasseler. Mithilfe der Tabellen finden Sie die geeigneten Alternativen. Und um den höheren Preis für die hochwertigen Fleischteile auszugleichen: Legen Sie öfter mal einen Tag ganz ohne Fleisch ein. Durch das Panieren von Fleisch und Fisch wird die Energiedichte fast verdoppelt, selbst ein mageres Schnitzel oder ein Seelachsfilet wird dadurch kalorienreich. Braten Sie die entsprechenden Teile lieber unpaniert in etwas Öl.

Viel Gemüse. Gemüse, ob gedünstet, als Pfannengemüse oder roh als Salat zubereitet, ist ein idealer Sattmacher mit sehr niedriger Energiedichte. Hier sind große Portionen ausdrücklich erwünscht. Nutzen Sie die bunte Vielfalt beim Gemüseangebot, die für Abwechslung auf Ihrem Speiseplan sorgt.

Die Beilage. Bei Kartoffeln, Nudeln und Reis, sei es als Beilage oder Hauptgericht, hängt die Energiedichte sehr stark von der Zubereitung bzw. dem jeweiligen Gericht ab. Ein Kartoffelgratin schneidet deutlich schlechter ab als eine Backofenkartoffel mit Quark, eine Hackfleisch-Lasagne ist energiedichter als eine Gemüse-Lasagne.

Lieblingsgerichte anpassen. Schauen Sie sich Ihre Lieblingsgerichte und -rezepte einmal genauer an. Oft kann durch kleine Veränderungen bei den Zutaten die Energiedichte schon deutlich verringert werden: Statt des Linseneintopfs mit Speck schmeckt er Ihnen bestimmt auch mit Kasseler, statt mit Crème fraîche lässt sich die Soße mit saurer Sahne verfeinern.

Eintopf macht schön satt. Sehr zu empfehlen sind Eintöpfe. Wegen ihres hohen Wassergehaltes haben sie eine nur geringe Energiedichte, sie sind aber gute Sattmacher. Wenn Sie einen Gemüse-Kartoffel-Fleisch-Eintopf essen, sättigt dieser sogar besser, als wenn Sie die gleichen Zutaten zu einem Tellergericht aus Gemüse, Kartoffeln und Fleisch verarbeiten.

Desserts. Leichte Nachspeisen aus Quark, ein Sorbet oder ein frischer Obstsalat sind eine energieärmere und leckere Alternative zu Cremespeisen mit Sahne, Ei und viel Zucker.

DAS ENERGIEDICHTE-KONZEPT

Zwischendurch

Gerade die Kalorien durch das Naschen oder Essen zwischendurch werden häufig unterschätzt. Hier mal ein Stück Kuchen zum Kaffee, ein Schokoriegel oder zwei Eisbällchen – all diese Leckereien essen wir so nebenbei und nicht, weil wir hungrig sind. Meist sind sie fett- und/oder zuckerreich. Dadurch haben sie eine besonders hohe Energiedichte. Sie machen uns nicht satt, und wir bemerken oft gar nicht, dass wir mit den süßen und salzigen Snacks des Tages schon mehr Kalorien aufgenommen haben als mit einer Hauptmahlzeit. Die Energiebilanz wird schnell und unbemerkt positiv.

Am wirkungsvollsten ist es natürlich, Süßigkeiten und salzige Knabbereien nur selten zu essen und jeweils nur eine kleine Portion. Diese dürfen Sie dann mit gutem Gewissen genießen.

Obst und Gemüsesticks. Wer gern zwischendurch etwas essen möchte, für den ist frisches Obst ideal. Das hat nicht nur eine niedrige Energiedichte, sondern auch einen »echten« Sättigungswert. Obst hilft zudem bei vielen Zwischenmahlzeiten, die Energiedichte zu reduzieren, etwa wenn Joghurt oder Quark mit frischem Obst gegessen wird. Und auch ein Stück Obstkuchen oder -torte hat eine niedrigere Energiedichte als ein Bienenstich oder ein Stück Sahnetorte. Genau richtig für zwischendurch ist Gemüse-Rohkost. Cocktail-Tomaten, Paprikastreifen oder Möhrenstifte lassen sich in Frischhaltedosen überallhin mitnehmen und knabbern.

Sonderfall Getränke

Zwar sind wasserreiche Lebensmittel, vor allem Gemüse und Obst, mit ihrer niedrigen Energiedichte gute Sattmacher, das gilt jedoch leider nicht für Getränke, die natürlich auch wasserreich sind. Doch für Flüssigkeiten ist der Magen bloß eine kurze Durchgangsstation. Getränke tragen somit nicht zur Magendehnung und Aktivierung der Sättigungssignale bei. Dabei ist es gleichgültig, ob Sie nur Wasser oder ein kalorienhaltiges Getränk wie Apfelsaft oder Bier trinken. Durch letztere werden also »flüssige Kalorien« aufgenommen, die praktisch keinen Sättigungswert haben. Das gilt sowohl für zuckerhaltige als auch alkoholische Getränke.

Die meisten kalorienhaltigen Getränke haben zwar mit ca. 0,5 kcal/g eine Energiedichte, die der von Obst entspricht, aber da im Gegensatz zu diesem eine Sättigungswirkung ausbleibt, sind alle flüssigen Kalorien eine Energiequelle, die eine zu hohe Kalorienaufnahme fördert.

Verzichten Sie daher möglichst auf Säfte, Limonaden und Alkohol und ersetzen Sie sie durch kalorienfreie (Wasser, Kaffee, Tee, Light-Getränke) oder zumindest kalorienarme Getränke (stark verdünnte Schorlen, Kaffee mit Milch).

Richtig einkaufen

Achten Sie bei verpackten Lebensmitteln auf die Zutatenliste. Je mehr Zutaten ein Produkt enthält, umso stärker ist es meistens verarbeitet und umso mehr Kalorien hat es. Schauen Sie sich beispielsweise tiefgekühltes Gemüse an: Das gibt es in purer Form ohne weitere Zutaten als Brokkoli, Leipziger Allerlei, Blattspinat usw. Sie alle haben eine Energiedichte von nur ca. 0,2–0,3 kcal/g. Diese und andere Sorten finden Sie aber auch in zubereiteter Variante etwa als »Rahm-Gemüse« mit teilweise mehr als zehn Zutaten. Die Energiedichte schnellt auf über 1,0 kcal/g, und die Kalorien verfünffachen sich. Besser satt werden Sie dadurch nicht. Wählen Sie also TK-Gemüse »natur« ohne sonstige Zusätze. Es lässt sich rasch und abwechslungsreich zubereiten, zum Beispiel in etwas Öl dünsten oder für einen Eintopf verwenden. Das bedeutet nicht nur weniger Kalorien, sondern ebenso eine größere Geschmacksvielfalt.

Grundsätzlich ist zu empfehlen, lieber naturbelassene, wenig verarbeitete Lebensmittel einzukaufen und die Speisen selbst zuzubereiten. Wenn Sie die Zutaten für ein Gericht auswählen, können Sie auch die Energiedichte beeinflussen. Viele leckere Gerichte lassen sich rasch und mit wenig Aufwand bereiten. Dennoch fehlt manchmal die Zeit (oder Lust) zum Kochen, und man greift auf Fertiges zurück. Da aber gerade Fertigprodukte oder Fertiggerichte ebenso wie Fast Food oft sehr fettreich sind und eine hohe Energiedichte haben, sollten Sie hier ganz gezielt nach kalorienärmeren Alternativen suchen.

Für Produkte, die Sie nicht im Einkaufsführer finden, können Sie die Energiedichte auch leicht selbst berechnen, wenn auf der Packung der Kaloriengehalt pro 100 g angegeben ist: Teilen Sie diesen Wert durch 100, und schon haben Sie die Energiedichte des Lebensmittels oder Gerichts, zum Beispiel:

100 g TK Flammkuchen Elsässer Art: 250 kcal
Energiedichte: 250:100 = 2,5 kcal/g.

Außer Haus essen

Auch beim Abnehmen möchten Sie sich bestimmt gelegentlich ein leckeres Essen in einem guten Restaurant gönnen. Dagegen ist nichts einzuwenden. Mit dem Energiedichte-Prinzip und dem Ampelsystem des Einkaufsführers können Sie Kalorienfallen leicht erkennen und umgehen. Hier einige Tipps dazu.

Im Restaurant

- Wählen Sie eine klare Suppe anstelle einer Cremesuppe. Der Unterschied in der Energiedichte ist enorm.
- Ein frischer Rohkostsalat ist ein guter Sattmacher vorweg. Am besten lassen Sie sich das Dressing extra servieren, so können Sie gegebenenfalls die Menge reduzieren.
- Statt panierter Fleisch- oder Fischgerichte am besten Gegrilltes oder Natur-Gebratenes.
- Auf üppige Soßen, die oft sehr fettreich sind, sollten Sie lieber verzichten.

DAS ENERGIEDICHTE-KONZEPT

- Energiedichte Beilagen wie Pommes frites, Kroketten oder Gratin werden meistens gegen Salzkartoffeln ausgetauscht, wenn Sie darum bitten.
- Möglichst kein Essen ohne Gemüse oder einen frischen Salat. Damit haben Sie schon mal einen guten Sattmacher dabei. (Hier sind allerdings keine mayonnaisehaltigen Salate gemeint.)
- Ein Obstdessert (Obstsalat oder Rote Grütze) bringt weit weniger Kalorien mit als Cremespeisen; ein Fruchtsorbet weniger als ein Sahneeis.
- Wenn Sie wissen, dass die Portionen in Ihrem Lieblingsrestaurant sehr groß sind, bitten Sie direkt bei der Bestellung, Ihnen eine kleinere zu servieren oder vielleicht etwas mehr Gemüse, dafür weniger Fleisch und Soße zu bringen.
- Zum Essen ein Glas Bier oder Cola zu trinken, ist kein Problem. Wenn's aber zwei oder mehr werden, haben Sie schnell mindestens 250 kcal ohne jeden Sättigungseffekt »verschenkt«.

In der Kantine

Viele der vorangehenden Tipps für den Restaurantbesuch lassen sich auf das Essen in Kantinen übertragen. Oft gibt es ein Salatbuffet, und es werden verschiedene Gerichte zur Auswahl angeboten. Wenn die Speisen komplett portioniert werden, bitten Sie doch einfach um weniger Soße, eine fettärmere Beilage oder etwas mehr Gemüse. Dort, wo die Speisen aus einzelnen Komponenten selbst zusammengestellt werden, können Sie sich selbst Menübestandteile mit möglichst niedriger Energiedichte auswählen.

ERNÄHRUNGS-TIPPS

Selbstversorgung am Arbeitsplatz

Wenn es bei Ihnen im Betrieb keine Kantine gibt oder Sie nicht dort essen möchten, werden Sie sich vermutlich selbst versorgen. Auch dabei können Sie auf eine niedrige Energiedichte achten: Für belegte Brote, idealerweise Vollkornbrot, finden Sie im Ratgeber fettarme Brotbeläge, die mit grün oder gelb bewertet werden. Mit frischer Rohkost wie Gurkenscheiben oder Radieschen schmeckt das Brot frischer und sättigt besser. Frisches Obst ist bestens geeignet als süßer Abschluss und für zwischendurch.

Auch ein daheim vorbereiteter Salat mit frischer Rohkost und Blattsalaten der Saison lässt sich in einer Frischhaltedose gut mitnehmen. Allerdings sollten Sie Salat und Dressing unbedingt getrennt mitnehmen, und das Dressing erst direkt vor dem Essen über den Salat geben.

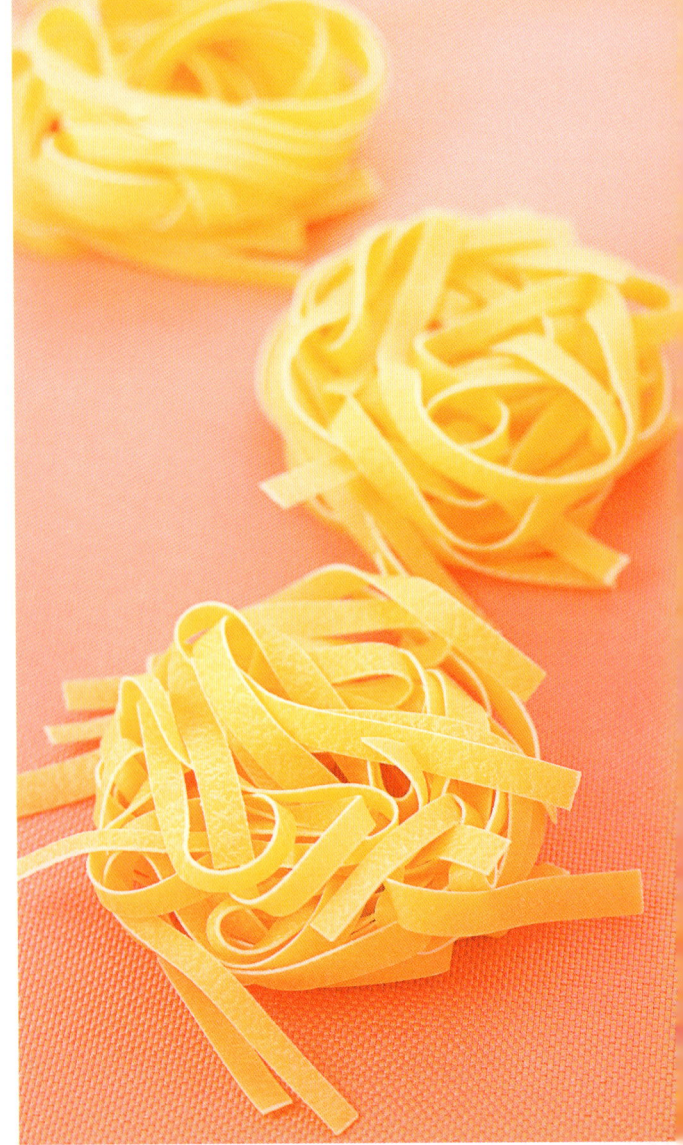

Einkaufs-Tabellen

In den folgenden Tabellen haben wir für Sie mehr als 1300 Nahrungsmittel auf ihre Tauglichkeit beim Abnehmen bzw. Gewichthalten bewertet. Wenn Sie sich überwiegend von Lebensmitteln ernähren, die ein ▲ erhalten haben, können Sie sorglos genießen.

So lesen Sie die Tabellen

Sie finden in den Einkaufs-Tabellen eine Vielzahl gängiger Lebensmittel und Gerichte mit ihrer Energiedichte (kcal/g) sowie dem Kaloriengehalt einer Portion, die wir je nach Lebensmittel in Stück, Scheibe, Esslöffel usw. angeben. Hier kann es nur jeweils eine durchschnittliche Größe bzw. Menge sein, die von Ihrer tatsächlich gegessenen Menge abweichen kann, schließlich kann Ihre Scheibe Brot dicker oder dünner als unser Durchschnitt sein. Als Orientierungshilfe reicht diese praktische Angabe aber meistens aus.

Alle Werte in den Tabellen sind ebenfalls Durchschnittswerte. Die Daten für die einzelnen Lebensmittel in unserer Tabelle stammen aus den aktuellen wissenschaftlichen Standard-Nährwerttabellen und -Datenbanken. Für die vielen zubereiteten Gerichte haben wir zunächst die gängigsten Standardrezepte ermittelt und anschließend Kaloriengehalt sowie Energiedichte anhand der Rezeptzutaten berechnet. Die Zutaten, die Sie vielleicht für ein entsprechendes Gericht verwenden, können natürlich von unserem Durchschnittsrezept abweichen, dementsprechend kann sich der tatsächliche Kaloriengehalt von unserem Durchschnittsgehalt unterscheiden. Diese Abweichungen sind aber normalerweise nicht entscheidend. Die Durchschnittswerte reichen aus.

Sie finden in den Tabellen zudem eine Reihe von Markenprodukten verschiedenster Lebensmittelhersteller,

So lesen Sie die Tabellen

bei denen die Werte jeweils von den Produzenten stammen. Angesichts des riesigen Angebots unterschiedlicher Produkte konnten wir hier nur beispielhaft einige wenige Produkte herausgreifen. Diese willkürliche Auswahl bedeutet nicht, dass wir ein bestimmtes Markenprodukt besser bewerten als etwa ein vergleichbares nicht aufgeführtes Konkurrenzprodukt. Viele Hersteller weisen ausdrücklich darauf hin, dass sich aufgrund häufig veränderter Rezepturen jederzeit der Kaloriengehalt ihrer Produkte ändern kann. Daher können wir Ihnen die dauerhafte Aktualität der von uns verwendeten Herstellerdaten leider nicht garantieren. Wenn Sie ganz sicher gehen wollen, schauen Sie auf die Kalorienangaben, die die Hersteller auf der Verpackung machen.

Abkürzungen:

i.D.	im Durchschnitt
i.Tr.	in der Trockenmasse (bei Fettangaben von Käse)
g	Gramm
TK	Tiefkühlerzeugnis
TL	Teelöffel
EL	Esslöffel
Vol%	Volumenprozent (bei alkoholischen Getränken)

EINKAUFS-TABELLEN

Bewertung

Die Energiedichte der Lebensmittel haben wir mit einem Ampelystem bewertet:
- ▲ steht für Produkte mit niedriger Energiedichte, an denen Sie sich ohne viele Kalorien unbesorgt sattessen können. Sie bilden das Grundgerüst Ihrer Abnehmkost.
- ▶ wird für Produkte mit einer mittleren Energiedichte vergeben. Auch sie können auf Ihrem Speiseplan stehen und machen satt ohne zu viele Kalorien, sofern die Menge nicht allzu groß wird.
- ▼ steht für Lebensmittel mit einer hohen Energiedichte. Zum Sattessen eignen sie sich nicht, aber in begrenzter Menge dürfen auch sie natürlich gegessen werden, am besten aber nicht jeden Tag.

Bei dem Konzept der Energiedichte geht es in erster Linie darum, innerhalb einer bestimmten Produktgruppe, zum Beispiel bei Fleisch und Wurstwaren, die verschiedenen Lebensmittel und Gerichte zu vergleichen, um dann diejenigen mit der vergleichsweise geringeren Energiedichte auszuwählen. In unserem Einkaufsführer sehen Sie durch die farbigen Pfeilspitzen auf den ersten Blick, welche Produkte dabei sehr gut, mittelmäßig oder schlecht abschneiden.

In den meisten Produktgruppen wird ▲ bis zu einer Energiedichte von 1,5 kcal/g vergeben, ▶ für Werte über 1,5 bis 2,5 kcal/g, und ein ▼ erhalten Produkte mit Werten über 2,5 kcal/g. Bei sehr wasserreichen Lebensmitteln haben wir die Grenzen jedoch tiefer gesetzt.

So lesen Sie die Tabellen

Wegen ihres hohen Wassergehaltes haben zwar die meisten Produkte aus den Gruppen Gemüse, Obst und Milchprodukte eine Energiedichte unter 1,5 kcal/g, aber ein gezuckertes Obstkompott oder ein recht fettreiches Rahmgemüse eignen sich beim Abnehmen nun mal nicht zum Sattessen. Und da es ja durchaus günstigere Optionen gibt, erhalten bei Gemüse und Obst nur Produkte bis 0,5 kcal/g ein ▲, ebenso bei den Milchprodukten (außer Käse).

Wenn Sie auch noch ganz genau wissen möchten, wie viele Kalorien Sie beim Wechsel von ▼ auf ▲ (oder ▶) sparen, hilft Ihnen der Kaloriengehalt pro Portion. Damit können Sie das Einsparpotenzial ganz leicht ausrechnen, wie in der Tabelle beispielhaft dargestellt.

Das Einsparpotenzial ausrechnen

Lebensmittel	Energiedichte	Bewertung	Energiegehalt/Portion
1 Scheibe Emmentaler, 45 % Fett i. Tr. (30 g)	4,0 kcal/g	▼	120 kcal
1 Portion Frischkäse, 20 % Fett i. Tr. (30 g)	1,0 kcal/g	▲	31 kcal
Sie sparen			**89 kcal**
Oder:			
1 doppelter Cheeseburger (175 g)	2,7 kcal/g	▼	480 kcal
1 Wrap mit Hähnchenfleisch (200 g)	1,3 kcal/g	▶	215 kcal
Sie sparen			**265 kcal**

Fleisch, Geflügel, Wurstwaren und Eier

Wenn Sie sich die Fleisch-Tabellen anschauen, werden Sie feststellen, dass es eine große Auswahl an mageren Fleischteilen gibt, die mit ▲ bewertet werden, und dass vor allem fettreich zubereitete Fleischgerichte sowie Wurstwaren mit ▶ oder ▼ bewertet werden. Bei diesen Produkten gibt es teilweise sehr große Einsparpotenziale, die Sie nutzen sollten. Statt eines panierten Schweinekoteletts ein natur gebratenes Schnitzel, und schon liegen – bei gleicher Portionsgröße – 200 kcal weniger auf Ihrem Teller; und wenn Sie statt einer Portion Leberwurst eine Scheibe Bierschinken essen, sind es immerhin noch 50 kcal weniger.

Lebensmittel und ihre Bewertung

Lebensmittel	Menge	Energie (kcal)	Energiedichte (kcal/g)	Bewertung
Kalbfleisch				
Brust	1 Portion, 125 g	164	1,3	▲
Filet	1 Portion, 125 g	126	1,0	▲
Haxe	1 Portion, 125 g	153	1,2	▲
Keule	1 Portion, 125 g	128	1,0	▲
Kotelett	1 Portion, 125 g	183	1,5	▲

FLEISCHWAREN

Lebensmittel	Menge	Energie (kcal)	Energie-dichte (kcal/g)	Bewertung
Leber	1 Portion, 125 g	108	0,9	▲
Niere	1 Portion, 125 g	155	1,2	▲
Schnitzel	1 Portion, 125 g	141	1,1	▲
Schulter (Bug)	1 Portion, 125 g	118	0,9	▲
Zunge	1 Portion, 125 g	215	1,7	▶
Lammfleisch				
Filet	1 Portion, 125 g	146	1,2	▲
Keule	1 Portion, 125 g	168	1,3	▲
Kotelett	1 Portion, 125 g	286	2,3	▶
Schulter (Bug)	1 Portion, 125 g	189	1,5	▲
Rindfleisch				
Filet	1 Portion, 125 g	152	1,2	▲
Gehacktes	1 Portion, 110 g	222	2,0	▶
Herz	1 Portion, 125 g	151	1,2	▲
Hohe Rippe	1 Portion, 125 g	199	1,6	▶
Kamm (Hals)	1 Portion, 125 g	200	1,6	▶
Keule (Ober- u. Unterschale, Hüfte, Kugel)	1 Portion, 125 g	152	1,2	▲
Leber	1 Portion, 125 g	164	1,3	▲
Niere	1 Portion, 125 g	141	1,1	▲

EINKAUFS-TABELLEN

FLEISCH

Lebensmittel	Menge	Energie (kcal)	Energie-dichte (kcal/g)	Bewertung
Roastbeef	1 Portion, 125 g	163	1,3	▲
Steak	1 Portion, 150 g	189	1,3	▲
Tatar	1 Portion, 110 g	125	1,1	▲
Zunge	1 Portion, 125 g	259	2,1	▶
Schweinefleisch				
Backe	1 Portion, 125 g	374	3,0	▼
Bauch	1 Portion, 125 g	326	2,6	▼
Eisbein (Haxe)	1 Portion, 125 g	233	1,9	▶
Filet	1 Portion, 125 g	131	1,1	▲
Kasseler	1 Portion, 125 g	189	1,5	▲
Kotelett	1 Portion, 125 g	167	1,3	▲
Leber	1 Portion, 125 g	161	1,3	▲
Mett (Hackfleisch)	1 Portion, 110 g	275	2,5	▶
Niere	1 Portion, 125 g	128	1,0	▲
Ober-/Unterschale (Schinkenstück)	1 Portion, 125 g	170	1,4	▲
Schnitzel	1 Portion, 125 g	133	1,1	▲
Schulter (Bug)	1 Portion, 125 g	201	1,6	▶
Zunge	1 Portion, 125 g	198	1,6	▶

FLEISCHWAREN

WILD & GEFLÜGEL

Lebensmittel	Menge	Energie (kcal)	Energie-dichte (kcal/g)	Bewertung
Wild und sonstiges Fleisch				
Hasenkeule	1 Portion, 125 g	145	1,2	▲
Hauskaninchen i.D.	1 Portion, 125 g	182	1,5	▲
Hirschkeule	1 Portion, 125 g	142	1,1	▲
Pferdefleisch i.D.	1 Portion, 125 g	144	1,2	▲
Rehkeule	1 Portion, 125 g	121	1,0	▲
Rehrücken	1 Portion, 125 g	153	1,2	▲
Wildkaninchen i.D.	1 Portion, 125 g	136	1,1	▲
Wildschweinkeule	1 Portion, 125 g	137	1,1	▲
Ziegenfleisch i.D.	1 Portion, 125 g	186	1,5	▲
Geflügel und Wildgeflügel				
Entenbrust	1 Portion, 125 g	151	1,2	▲
Entenfleisch mit Haut i.D.	1 Portion, 125 g	282	2,3	▶
Fasanenbrust	1 Portion, 125 g	166	1,3	▲
Gänsefleisch mit Haut i.D.	1 Portion, 125 g	423	3,4	▼
Gänsekeule	1 Portion, 125 g	196	1,6	▶
Hähnchen (Poularde) i.D.	1 Portion, 125 g	207	1,7	▶
Hähnchenbrust ohne Haut	1 Portion, 125 g	127	1,0	▲
Hähnchenschenkel mit Haut	1 Portion, 125 g	216	1,7	▶

EINKAUFS-TABELLEN

FLEISCH- & WURSTWAREN

Lebensmittel	Menge	Energie (kcal)	Energiedichte (kcal/g)	Bewertung
Pute (Truthahn) i.D.	1 Portion, 125 g	270	2,2	▶
Putenbrust	1 Portion, 125 g	133	1,1	▲
Putenschenkel	1 Portion, 125 g	193	1,5	▲
Straußenfleisch i.D.	1 Portion, 125 g	143	1,1	▲
Suppenhuhnfleisch i.D.	1 Portion, 125 g	321	2,6	▼
Wildente	1 Portion, 125 g	166	1,3	▲
Fleisch- und Wurstwaren				
Bauernleberwurst	1 Portion, 30 g	107	3,6	▼
Bierschinken	1 Scheibe, 25 g	40	1,6	▶
Bierwurst	1 Scheibe, 25 g	58	2,3	▶
Blutwurst (Rotwurst)	1 Scheibe, 25 g	72	2,9	▼
Bockwurst	1 Bockwurst, 125 g	341	2,7	▼
Braten-Aufschnitt	1 Scheibe, 20 g	31	1,6	▶
Corned beef	1 Scheibe, 25 g	35	1,4	▲
Cervelatwurst	1 Scheibe, 25 g	99	3,9	▼
Fleischkäse (Leberkäse)	1 Portion, 150 g	441	2,9	▼
Fleischwurst	1 Scheibe, 20 g	57	2,8	▼
Frankfurter Würstchen	1 Würstchen, 100 g	269	2,7	▼
Frikadelle	1 Frikadelle, 125 g	312	2,5	▶
Geflügelmortadella	1 Scheibe, 25 g	44	1,7	▶
Gelbwurst (Hirnwurst)	1 Scheibe, 25 g	71	2,8	▼

FLEISCHWAREN

Lebensmittel	Menge	Energie (kcal)	Energiedichte (kcal/g)	Bewertung
Hackfleisch (halb und halb)	1 Portion, 110 g	254	2,3	▶
Jagdwurst	1 Scheibe, 25 g	51	2,0	▶
Kabanossi	1 Portion, 30 g	135	4,5	▼
Kalbsbratwurst	1 Bratwurst, 150 g	405	2,7	▼
Kalbsleberwurst	1 Portion, 30 g	94	3,1	▼
Kasseler-Aufschnitt	1 Scheibe, 25 g	38	1,5	▲
Knackwurst	1 Wurst, 100 g	260	2,6	▼
Kochschinken	1 Scheibe, 30 g	38	1,3	▲
Lachsschinken	1 Scheibe, 15 g	17	1,2	▲
Leberpastete	1 Portion, 30 g	94	3,1	▼
Leberwurst	1 Portion, 30 g	106	3,5	▼
Lyoner Wurst	1 Portion, 30 g	92	3,1	▼
Mettwurst	1 Wurst, 150 g	444	3,0	▼
Mettwurst, luftgetrocknet	3–4 kl. Scheiben, 30 g	100	3,3	▼
Mettwurst, streichfähig	1 Portion, 30 g	115	3,8	▼
Mortadella	1 Scheibe, 25 g	68	2,7	▼
Münchner Weißwurst	1 Wurst, 150 g	390	2,6	▼
Putenbrust-Aufschnitt	1 Scheibe, 20 g	23	1,1	▲
Rauchfleisch	1 Scheibe, 20 g	26	1,3	▲
Salami	1 Scheibe, 15 g	60	4,0	▼
Schinken, geräuchert	1 Scheibe, 20 g	31	1,5	▲
Schinkenspeck (Speck, durchwachsen)	1 Portion, 30 g	186	6,2	▼
Schinkenwurst	1 Scheibe, 25 g	65	2,6	▼

FLEISCH- & WURSTWAREN

EINKAUFS-TABELLEN

FLEISCH- & WURSTWAREN

Lebensmittel	Menge	Energie (kcal)	Energiedichte (kcal/g)	Bewertung
Schwartemagen	1 Scheibe, 30 g	63	2,1	▶
Schweinebauch, geräuchert	1 Portion, 100 g	372	3,7	▼
Schweinsbratwurst	1 Bratwurst, 150 g	437	2,9	▼
Sülzwurst (Wurst in Aspik)	1 Scheibe, 30 g	33	1,1	▲
Teewurst	1 Portion, 30 g	110	3,7	▼
Wiener Würstchen	1 Paar, 70 g	184	2,6	▼
Zungenwurst	1 Scheibe, 30 g	79	2,6	▼
Zwiebelwurst	1 Portion, 30 g	80	2,7	▼
Fleisch- und Wurstwaren, Markenprodukte				
BiFi Geflügel	1 BiFi Geflügel, 25 g	121	4,8	▼
BiFi Original, Minisalami	1 BiFi, 25 g	128	5,1	▼
BiFi Roll, Minisalami im Teigmantel	1 BiFi Roll, 50 g	232	4,6	▼
Fränkische Fleischwurst, Du darfst	1 Portion, 20 g	46	2,3	▶
Geflügel Trio, Du darfst	1 Portion, 19 g	31	1,6	▶
Pikante Geflügel-Leberwurst, Du darfst	1 Portion, 25 g	63	2,5	▶
Geflügel-Mortadella, Du darfst	1 Portion, 19 g (= 3 Scheiben)	27	1,4	▲
Gemüse-Putenwurst, Du darfst	1 Portion, 19 g (= 3 Scheiben)	18	0,9	▲
Feine Kalbsfleischleberwurst, Du darfst	1 Portion, 25 g	65	2,6	▼
Landleberwurst mit würzigen Kräutern, Du darfst	1 Portion, 25 g	64	2,6	▼
Salami, Du darfst	1 Portion, 11 g (= 3 Scheiben)	29	2,6	▼

FLEISCHWAREN

Lebensmittel	Menge	Energie (kcal)	Energiedichte (kcal/g)	Bewertung
Teewurst, Du darfst	1 Portion, 25 g	77	3,1	▼
Saftige Würstchen, Du darfst	1 Würstchen, 50 g	96	1,9	▶
Fleischgerichte				
Cordon bleu, gebraten	1 Stück, 185 g	437	2,4	▶
gefüllte Paprika mit Hackfleisch	1 Stück, 250 g	247	1,0	▲
Hähnchen-Cordon bleu, gebraten	1 Stück, 185 g	377	2,0	▶
Hähnchenschnitzel, paniert, gebraten	1 Schnitzel, 165 g	309	1,9	▶
Hühnerfrikassee	1 Portion, 250 g	304	1,2	▲
Königsberger Klopse mit Soße	1 Klops, 80 g	121	1,5	▲
Putenschnitzel, paniert, gebraten	1 Schnitzel, 165 g	307	1,9	▶
Ragout fin	1 Portion, 250 g	350	1,4	▲
Rindergulasch mit Soße	1 Portion, 250 g	276	1,1	▲
Rinderroulade mit Soße	1 Roulade, 220 g	341	1,6	▶
Schweinekotelett, paniert, gebraten	1 Kotelett, 165 g	425	2,6	▼
Schweineschnitzel, paniert, gebraten	1 Schnitzel, 165 g	381	2,3	▶
Wiener (Kalbs-)Schnitzel, paniert, gebraten	1 Schnitzel, 165 g	350	2,1	▶
Vegetarische Fleisch- und Wurstersatzprodukte				
Soja-Aufschnitt	1 Scheibe, 25 g	66	2,7	▼
Sojafleisch (Sojazubereitung, Fleischersatz)	1 Portion (mit Soße), 150 g	288	1,9	▶
Sojawurst i.D.	1 Wurst, 100 g	293	2,9	▼

Einkaufs-Tabellen

Lebensmittel	Menge	Energie (kcal)	Energiedichte (kcal/g)	Bewertung
Vegetarische Brotaufstriche, Markenprodukte				
Cremisso Aufstriche i.D., Tartex	1 Portion, 30 g	109	3,6	▼
Gourmet Pastete Mexicana, Allos	1 Portion, 30 g	65	2,2	▶
»wie Wurst« pflanzl. Brotaufstrich i.D., Tartex	1 Portion, 30 g	71	2,4	▶
vegetabile Pasteten i.D., Tartex	1 Portion, 30 g	67	2,2	▶
Eier				
Ei (Huhn)	1 Ei (Klasse M), 52 g	80	1,5	▲
Eigelb (Dotter)	1 Eigelb, 19 g	66	3,5	▼
Eiweiß (Eiklar)	1 Eiweiß, 33 g	16	0,5	▲

Fisch und Meeresfrüchte

Fisch ist ein eiweißreiches, zumeist fettarmes Lebensmittel mit einer niedrigen Energiedichte. Auf eine Panade, die beim Braten reichlich Fett aufnimmt, sollten Sie lieber verzichten, aber ansonsten können Sie den Fisch vielfältig zubereiten, etwa in Öl braten, grillen, dünsten oder in Folie im Backofen garen. Hering, Makrele und Lachs enthalten zwar mehr Fett als Scholle oder Kabeljau, aber sie versorgen uns mit wertvollen Omega-3-Fettsäuren, die für uns lebenswichtig sind und unserer Gesundheit Gutes tun. Deshalb sind auch diese Arten ausdrücklich zu empfehlen, allerdings möglichst nicht als »Heringsfilet in Sahnesoße« oder in ähnlich fetten Zubereitungen.

Lebensmittel	Menge	Energie (kcal)	Energiedichte (kcal/g)	Bewertung
Meeres- und Süßwasserfische				
Aal	1 Portion, 150 g	422	2,8	▼
Alaska Seelachs	1 Portion, 150 g	111	0,7	▲
Barsch (Egli, Flussbarsch, Kretzer)	1 Portion, 150 g	123	0,8	▲
Blauleng	1 Portion, 150 g	114	0,8	▲
Brasse (Brachse, Blei)	1 Portion, 150 g	174	1,2	▲
Dorade royal (Goldbrasse)	1 Portion, 150 g	207	1,4	▲

EINKAUFS-TABELLEN

FISCH

Lebensmittel	Menge	Energie (kcal)	Energiedichte (kcal/g)	Bewertung
Dornhai	1 Portion, 150 g	272	1,8	▶
Felchen (Renke)	1 Portion, 150 g	150	1,0	▲
Flunder	1 Portion, 150 g	108	0,7	▲
Forelle	1 Portion, 150 g	155	1,0	▲
Grenadier	1 Portion, 150 g	114	0,8	▲
Hecht	1 Portion, 150 g	123	0,8	▲
Heilbutt (Weißer Heilbutt)	1 Portion, 150 g	144	1,0	▲
Hering	1 Portion, 150 g	350	2,3	▶
Kabeljau (Dorsch)	1 Portion, 150 g	115	0,8	▲
Karpfen	1 Portion, 150 g	173	1,2	▲
Katfisch (Steinbeißer)	1 Portion, 150 g	133	0,9	▲
Kliesche (Scharbe)	1 Portion, 150 g	125	0,8	▲
Lachs	1 Portion, 150 g	303	2,0	▶
Limande	1 Portion, 150 g	116	0,8	▲
Makrele	1 Portion, 150 g	274	1,8	▶
Meeräsche	1 Portion, 150 g	180	1,2	▲
Merlan (Wittling)	1 Portion, 150 g	138	0,9	▲
Petersfisch (Heringskönig)	1 Portion, 150 g	128	0,9	▲

Fisch und Meeresfrüchte

FISCH

Lebensmittel	Menge	Energie (kcal)	Energiedichte (kcal/g)	Bewertung
Red Snapper	1 Portion, 150 g	150	1,0	▲
Rotbarsch (Goldbarsch)	1 Portion, 150 g	161	1,1	▲
Rotzunge (Hundszunge)	1 Portion, 150 g	108	0,7	▲
Schellfisch	1 Portion, 150 g	117	0,8	▲
Schleie	1 Portion, 150 g	118	0,8	▲
Scholle	1 Portion, 150 g	134	0,9	▲
Schwarzer Heilbutt (Grönland Heilbutt)	1 Portion, 150 g	212	1,4	▲
Schwertfisch	1 Portion, 150 g	176	1,2	▲
Seehecht (Hechtdorsch)	1 Portion, 150 g	138	0,9	▲
Seelachs (Köhler, Steinköhler)	1 Portion, 150 g	122	0,8	▲
Seeteufel (Anglerfisch)	1 Portion, 150 g	99	0,7	▲
Seezunge	1 Portion, 150 g	125	0,8	▲
Steinbutt	1 Portion, 150 g	125	0,8	▲
Stint	1 Portion, 150 g	128	0,9	▲
Stör	1 Portion, 150 g	158	1,1	▲
Thunfisch (Blauflossenthunfisch, Roter Thun)	1 Portion, 150 g	216	1,4	▲
Tilapia	1 Portion, 150 g	144	1,0	▲

Einkaufs-Tabellen

MEERESFRÜCHTE

Lebensmittel	Menge	Energie (kcal)	Energiedichte (kcal/g)	Bewertung
Wels (Waller)	1 Portion, 150 g	245	1,6	▶
Zander	1 Portion, 150 g	125	0,8	▲
Krusten- und Weichtiere				
Austern	1 Portion, 80 g	53	0,7	▲
Flusskrebs	1 Portion, 80 g	51	0,6	▲
Hummer	1 Portion, 80 g	65	0,8	▲
Jakobsmuschel (Pilgermuschel)	1 Portion, 80 g	70	0,9	▲
Languste	1 Portion, 80 g	67	0,8	▲
Miesmuscheln	1 Portion, 80 g	55	0,7	▲
Nordseegarnelen (Nordseekrabben)	1 Portion (3 EL), 30 g	26	0,9	▲
Tintenfisch	1 Portion, 50 g	37	0,7	▲
Fischerzeugnisse				
Aal, geräuchert	1 Portion, 50 g	165	3,3	▼
Bismarckhering	1 Portion, 125 g	263	2,1	▶
Brathering	1 Portion, 125 g	255	2,0	▶
Bückling	1 Portion, 125 g	280	2,2	▶
Buttermakrele	1 Portion, 50 g	141	2,8	▼
Flunder, geräuchert	1 Portion, 50 g	55	1,1	▲
Forelle, geräuchert	1 Portion, 50 g	84	1,7	▶
Heringsfilet in Cremesoßen i.D.	1 Portion, 100 g	182	1,8	▶
Heringssalat mit Rote Bete u. Äpfeln	1 Portion, 200 g	503	2,5	▶
Heringsstipp	1 Portion, 200 g	479	2,4	▶

FISCH UND MEERESFRÜCHTE

FISCHERZEUGNISSE

Lebensmittel	Menge	Energie (kcal)	Energiedichte (kcal/g)	Bewertung
Kaviar, echt (Stör Kaviar)	1 TL, 5 g	12	2,4	▶
Kaviar-Ersatz (Deutscher Kaviar)	1 TL, 5 g	6	1,1	▲
Krabben in Dosen	1 Portion, 50 g	45	0,9	▲
Lachs in Dosen	1 Portion, 50 g	83	1,7	▶
Makrele, geräuchert	1 Portion, 50 g	111	2,2	▶
Matjeshering (Matjesfilet)	1 Filet, 80 g	214	2,7	▼
Ölsardinen in Dosen	1 Stück, 15 g	33	2,2	▶
Räucherlachs	1 Portion, 50 g	144	2,9	▼
Rollmops	1 Portion, 125 g	254	2,0	▶
Rotbarsch, geräuchert	1 Portion, 50 g	73	1,5	▲
Salzhering (Pökelhering)	1 Portion, 125 g	273	2,2	▶
Schellfisch, geräuchert	1 Portion, 50 g	47	0,9	▲
Schillerlocke	1 Portion, 100 g	302	3,0	▼
Schwarzer Heilbutt, geräuchert	1 Portion, 50 g	112	2,2	▶
Seelachs, geräuchert	1 Portion, 50 g	49	1,0	▲
Seelachs in Öl (Lachsersatz)	1 Portion, 50 g	75	1,5	▲
Sprotte, geräuchert (Kieler Sprotte)	1 Sprotte, 25 g	61	2,4	▶
Stockfisch (Kabeljau, getrocknet)	1 Portion, 50 g	170	3,4	▼
Stöcker (Schildmakrele)	1 Portion, 50 g	57	1,1	▲
Thunfisch in Öl, abgetropft	1 Portion, 50 g	96	1,9	▶

EINKAUFS-TABELLEN

FISCHGERICHTE

Lebensmittel	Menge	Energie (kcal)	Energiedichte (kcal/g)	Bewertung
Thunfisch in eigenem Saft, abgetropft (natur)	1 Portion, 50 g	61	1,2	▲
Fischgerichte				
Fischfrikadelle, paniert, gebraten	1 Frikadelle, 80 g	163	2,0	▶
Fischfrikadellen-Brötchen	1 Brötchen, 145 g	293	2,0	▶
Fischstäbchen, paniert, gebraten	1 Fischstäbchen, 30 g	58	1,9	▶
Kabeljaufilet, paniert, gebraten	1 Portion, 175 g	287	1,6	▶
Krabbenbrötchen	1 Brötchen, 130 g	311	2,4	▶
Matjesbrötchen	1 Brötchen, 160 g	380	2,4	▶
Rotbarschfilet, paniert, gebraten	1 Portion, 175 g	336	1,9	▶
Schlemmerfilet i.D.	1 Portion, 200 g	347	1,7	▶
Scholle, paniert, gebraten	1 Portion, 175 g	308	1,8	▶
Seelachsfilet, paniert, gebraten	1 Portion, 175 g	296	1,7	▶
Tintenfischringe, fritiert (Calamari)	1 Portion, 125 g	325	2,6	▼
Fischgerichte, Markenprodukte				
Filegro (Fischfilet) Müllerin Art, TK, Iglo	1 Portion (= 1 Filet), 125 g	164	1,3	▲
Filegro (Fischfilet) in Kräutersoße, TK, Iglo	1 Portion (= 1 Filet), 125 g	145	1,2	▲
Gourmet-Garnelen Provence, TK, Iglo	1 Portion, 125 g	198	1,6	▶

Milchprodukte und Käse

Bei den wasserreichen Milchprodukten (Milch, Joghurt, Dickmilch) fällt ein Austausch besonders leicht: Für fast alle Vollmilchprodukte (▶) gibt es fettarme Varianten (▲). Je weniger Wasser das Milcherzeugnis enthält, umso höher wird der Eiweißanteil – und leider oft auch der Fettanteil; die Energiedichte steigt dementsprechend an. Besonders hoch wird sie bei Käse. Hier kann sich ein Vergleich sogar innerhalb der ▼-Gruppe lohnen: So gibt es Camembert (45 % Fett i. Tr.), der aufgrund seines höheren Wassergehaltes mit 2,9 kcal/g eine vergleichsweise noch geringere Energiedichte hat als der sehr wasserarme Emmentaler (45 % Fett i. Tr.) mit 4,0 kcal/g.

Lebensmittel	Menge	Energie (kcal)	Energiedichte (kcal/g)	Bewertung
Milch				
Milch, 3,5 % Fett (Vollmilch)	1 Glas, 200 ml	129	0,6	▶
Milch, 1,5 % Fett (fettarme Milch)	1 Glas, 200 ml	97	0,5	▲
Milch, entrahmt (Magermilch)	1 Glas, 200 ml	72	0,4	▲
Schafmilch	1 Glas, 125 ml	121	1,0	▶
Stutenmilch	1 Glas, 125 ml	60	0,5	▲
Ziegenmilch	1 Glas, 125 ml	87	0,7	▶
Milchgetränke				
Bananenmilch (aus Vollmilch)	1 Glas, 200 ml	150	0,8	▶

EINKAUFS-TABELLEN

MILCHPRODUKTE

Lebensmittel	Menge	Energie (kcal)	Energiedichte (kcal/g)	Bewertung
Bananenmilch (aus Magermilch)	1 Glas, 200 ml	108	0,5	▲
Erdbeermilch (aus Vollmilch)	1 Glas, 200 ml	151	0,8	▶
Erdbeermilch (aus Magermilch)	1 Glas, 200 ml	116	0,6	▶
heiße Trinkschokolade	1 Becher, 200 ml	311	1,6	▼
heiße weiße Trinkschokolade	1 Becher, 200 ml	313	1,6	▼
Kakaotrunk (aus Vollmilch)	1 Glas, 200 ml	157	0,8	▶
Kakaotrunk (aus fettarmer Milch)	1 Glas, 200 ml	127	0,6	▶
Kakaotrunk (aus Magermilch)	1 Glas, 200 ml	103	0,5	▲
Vanillemilch (aus Vollmilch)	1 Glas, 200 ml	166	0,8	▶
Vanillemilch (aus Magermilch)	1 Glas, 200 ml	113	0,6	▶
Milchprodukte				
Buttermilch	1 Glas, 200 ml	72	0,4	▲
Crème fraîche, 40% Fett	1 EL, 15 g	56	3,7	▼
Crème fraîche, 30% Fett	1 EL, 15 g	43	2,9	▼
Dickmilch, 3,5% Fett	1 Portion, 150 g	95	0,6	▶
Dickmilch, fettarm, 1,5% Fett	1 Portion, 150 g	69	0,5	▲
Dickmilch, entrahmt (mager)	1 Portion, 150 g	51	0,3	▲
Fruchtbuttermilch	1 Glas, 200 ml	149	0,7	▶
Fruchtsahnedickmilch	1 Portion, 150 g	216	1,4	▶

MILCHPRODUKTE UND KÄSE

Lebensmittel	Menge	Energie (kcal)	Energiedichte (kcal/g)	Bewertung
Fruchtdickmilch, 3,5% Fett	1 Portion, 150g	146	1,0	▶
Fruchtdickmilch, fettarm, 1,5% Fett	1 Portion, 150g	124	0,8	▶
Fruchtsahnejoghurt (Fruchtrahmjoghurt)	1 Portion, 150g	215	1,4	▶
Fruchtjoghurt, 3,5% Fett	1 Portion, 150g	148	1,0	▶
Fruchtjoghurt, fettarm, 1,5% Fett	1 Portion, 150g	124	0,8	▶
Fruchtjoghurt, mager (entrahmt)	1 Portion, 150g	114	0,8	▶
Fruchtsahnekefir	1 Portion, 150g	219	1,5	▶
Fruchtkefir, 3,5% Fett	1 Portion, 150g	149	1,0	▶
Fruchtkefir, fettarm, 1,5% Fett	1 Portion, 150g	128	0,9	▶
Fruchtmolke	1 Glas, 200ml	130	0,7	▶
Joghurt, 3,5% Fett	1 Portion, 150g	99	0,7	▶
Joghurt, fettarm, 1,5% Fett	1 Portion, 150g	69	0,5	▲
Joghurt, mager (entrahmt)	1 Portion, 150g	57	0,4	▲
Kefir, 3,5% Fett	1 Portion, 150g	99	0,7	▶
Kefir, fettarm, 1,5% Fett	1 Portion, 150g	75	0,5	▲
Molke, sauer	1 Glas, 200ml	46	0,2	▲
Molke, süß	1 Glas, 200ml	50	0,2	▲
Sahne, 30% Fett (Schlagsahne)	1 EL, 15g	43	2,9	▼
Sahnejoghurt (Rahmjoghurt)	1 Portion, 150g	174	1,2	▶

EINKAUFS-TABELLEN

MILCHPRODUKTE

Lebensmittel	Menge	Energie (kcal)	Energiedichte (kcal/g)	Bewertung
Saure Sahne, 10% Fett	1 EL, 15 g	17	1,2	▶
Schmand, 24% Fett (Sauerrahm)	1 EL, 15 g	36	2,4	▼
Milchprodukte, Markenprodukte				
Froop Erdbeere, Müller	1 Becher, 150 g	164	1,1	▶
Frucht Zwerge	1 Becher, 50 g	58	1,2	▶
Knusper Joghurt Original, Müller	1 Becher, 150 g	198	1,3	▶
Nesquik (zub. mit fettarmer Milch)	1 Glas (20 g Pulver + 200 ml Milch)	169	0,8	▶
Schlemmer Joghurt Kirsche, Müller	1 Becher, 150 g	171	1,1	▶
Vollkorn-Joghurt mild Erdbeere, Onken	1 Portion (¼ Becher), 125 g	144	1,2	▶
Probiotische Milchprodukte, Markenprodukte				
Actimel Classic Joghurt-Drink	1 Flasche, 100 ml	72	0,7	▶
Actimel Classic 0,1%	1 Flasche, 100 ml	28	0,3	▲
LC1 Drink Multifrucht	1 Flasche, 90 ml	75	0,8	▶
LC1 pur Joghurt	1 Becher, 125 g	95	0,8	▶
Yakult Original	1 Flasche, 65 ml	48	0,7	▶
Yakult Light	1 Flasche, 65 ml	27	0,4	▲
Laktosefreie Milch und Milchprodukte, Markenprodukte				
Erdbeerjoghurt, MinusL	1 Portion, 150 g	146	1,0	▶
Frischkäse Doppelrahmstufe, MinusL	1 Portion, 30 g	74	2,5	▼
Joghurt, 3,5% Fett, MinusL	1 Portion, 150 g	113	0,8	▶

Milchprodukte und Käse

Milchprodukte

Lebensmittel	Menge	Energie (kcal)	Energiedichte (kcal/g)	Bewertung
Magerquark, MinusL	1 EL, 30 g	19	0,6	▶
Milch, 3,8% Fett, MinusL	1 Glas, 200 ml	134	0,7	▶
Milch, 1,5% Fett, MinusL	1 Glas, 200 ml	92	0,5	▲
Schlagsahne, mind. 30% Fett, MinusL	1 EL, 15 g	44	2,9	▼
Schmand, 24% Fett, MinusL	1 EL, 15 g	37	2,5	▼
Schokomilch, MinusL	1 Portion, 250 ml	143	0,6	▶
Kondensmilcherzeugnisse				
Kaffeesahne, 10% Fett	1 TL, 5 g	6	1,2	▶
Kondensmilch, 10% Fett	1 TL, 5 g	9	1,8	▼
Kondensmilch, 7,5% Fett	1 TL, 5 g	7	1,3	▶
Kondensmilch, 4% Fett	1 TL, 5 g	6	1,1	▶
Milchersatzprodukte				
Kaffeeweißer (Pulver)	1 TL, 5 g	27	5,5	▼
Joghurtersatz aus Soja	1 Portion, 150 g	78	0,5	▲
Joghurtersatz aus Soja mit Frucht	1 Portion, 150 g	126	0,8	▶
Schokodrink auf Sojabasis	1 Glas, 200 ml	128	0,6	▶
Sojamilch	1 Glas, 200 ml	104	0,5	▲
Tofu (Sojakäse)	1 Portion, 100 g	77	0,8	▶
Milchersatzprodukte, Markenprodukte				
Dessert Schoko, alpro soya	1 Becher, 125 g	110	0,9	▶
Drink Calcium, alpro soya	1 Glas, 250 ml	105	0,4	▲

EINKAUFS-TABELLEN

KÄSE & QUARK

Lebensmittel	Menge	Energie (kcal)	Energiedichte (kcal/g)	Bewertung
Drink ohne Zucker u. Salzzusatz, alpro soya	1 Glas, 250 ml	88	0,4	▲
Drink Vanille, alpro soya	1 Portionspackung, 250 ml	155	0,6	▶
HaferDrink, Vitaquell	1 Glas, 200 ml	84	0,4	▲
ReisDrink, Vitaquell	1 Glas, 200 ml	98	0,5	▲
Frischkäse und Speisequark				
Frischkäse, Doppelrahmstufe, 60% Fett i. Tr.	1 EL, 30 g	102	3,4	▼
Frischkäse, Rahmstufe, 50% Fett i. Tr.	1 EL, 30 g	85	2,8	▼
Frischkäse, Halbfettstufe, 20% Fett i. Tr.	1 EL, 30 g	31	1,0	▶
Fruchtquark, 20% Fett i. Tr.	1 Portion, 150 g	182	1,2	▶
Fruchtquark, Magerstufe	1 Portion, 150 g	155	1,0	▶
Körniger Frischkäse (Hüttenkäse)	1 EL, 30 g	31	1,0	▶
Kräuterquark, 40% Fett i. Tr.	1 EL, 30 g	42	1,4	▶
Mascarpone	1 EL, 30 g	138	4,6	▼
Schichtkäse, 20% Fett i. Tr.	1 EL, 30 g	33	1,1	▶
Schichtkäse, 10% Fett i. Tr.	1 EL, 30 g	27	0,9	▶
Speisequark mit Sahne, 40% Fett i. Tr.	1 EL, 30 g	48	1,6	▼
Speisequark, 20% Fett i. Tr.	1 EL, 30 g	33	1,1	▶
Speisequark, Magerstufe	1 EL, 30 g	21	0,7	▶
Zaziki	1 EL, 30 g	17	0,6	▶

MILCHPRODUKTE UND KÄSE

Lebensmittel	Menge	Energie (kcal)	Energiedichte (kcal/g)	Bewertung
Käse				
Appenzeller, 50% Fett i. Tr.	1 Scheibe, 30 g	116	3,9	▼
Bavaria Blue, 70% Fett i. Tr.	1 Portion, 30 g	122	4,1	▼
Bavaria Blue, 50% Fett i. Tr.	1 Portion, 30 g	105	3,5	▼
Bel Paese, 50% Fett i. Tr.	1 Portion, 30 g	112	3,7	▼
Bergkäse, 45% Fett i. Tr.	1 Portion, 30 g	115	3,8	▼
Blauschimmelkäse, 60% Fett i. Tr.	1 Portion, 30 g	128	4,3	▼
Blauschimmelkäse, 50% Fett i. Tr.	1 Portion, 30 g	108	3,6	▼
Brie, 50% Fett i. Tr.	1 Portion, 30 g	101	3,4	▼
Butterkäse, 60% Fett i. Tr.	1 Scheibe, 30 g	114	3,8	▼
Butterkäse, 30% Fett i. Tr.	1 Scheibe, 30 g	74	2,5	▶
Camembert, 70% Fett i. Tr.	1 Portion, 30 g	122	4,1	▼
Camembert, 60% Fett i. Tr.	1 Portion, 30 g	109	3,6	▼
Camembert, 45% Fett i. Tr.	1 Portion, 30 g	86	2,9	▼
Camembert, 30% Fett i. Tr.	1 Portion, 30 g	63	2,1	▶
Camembert, paniert, gebraten	1 Camembert, 75 g	247	3,3	▼
Chester (Cheddar), 50% Fett i. Tr.	1 Scheibe, 30 g	118	3,9	▼
Edamer, 45% Fett i. Tr.	1 Scheibe, 30 g	106	3,5	▼
Edamer, 30% Fett i. Tr.	1 Scheibe, 30 g	77	2,6	▼

EINKAUFS-TABELLEN

KÄSE & QUARK

Lebensmittel	Menge	Energie (kcal)	Energiedichte (kcal/g)	Bewertung
Emmentaler, 45% Fett i. Tr.	1 Scheibe, 30 g	120	4,0	▼
Feta, 45% Fett i. Tr.	1 Portion, 30 g	71	2,4	▶
Gorgonzola, 55% Fett i. Tr.	1 Portion, 30 g	107	3,6	▼
Gouda, 48% Fett i. Tr.	1 Scheibe, 30 g	110	3,7	▼
Gouda, 40% Fett i. Tr.	1 Scheibe, 30 g	90	3,0	▼
Harzerkäse (Korbkäse), 10% Fett i. Tr.	1 Portion, 30 g	39	1,3	▲
Hobelkäse, 50% Fett i. Tr.	1 Portion, 20 g	95	4,7	▼
Jarlsberg, 45% Fett i. Tr.	1 Scheibe, 30 g	105	3,5	▼
Klosterkäse, 50% Fett i. Tr.	1 Portion, 30 g	103	3,4	▼
Kochkäse, 40% Fett i. Tr.	1 Portion, 30 g	56	1,9	▶
Kochkäse, 10% Fett i. Tr.	1 Portion, 30 g	31	1,0	▲
Limburger, 40% Fett i. Tr.	1 Portion, 30 g	81	2,7	▼
Limburger, 20% Fett i. Tr.	1 Portion, 30 g	56	1,9	▶
Maasdamer, 45% Fett i. Tr.	1 Scheibe, 30 g	107	3,6	▼
Mozzarella, 40% Fett i. Tr.	¼ Kugel, 30 g	76	2,5	▶
Münsterkäse, 50% Fett i. Tr.	1 Portion, 30 g	94	3,1	▼
Parmesankäse, 37% Fett i. Tr.	1 TL gerieben, 5 g	19	3,8	▼
Provolone, 50% Fett i. Tr.	1 Portion, 30 g	110	3,7	▼
Ricottakäse, 20% Fett i. Tr.	1 Portion, 30 g	52	1,7	▶

MILCHPRODUKTE UND KÄSE

KÄSE

Lebensmittel	Menge	Energie (kcal)	Energiedichte (kcal/g)	Bewertung
Romadur, 60% Fett i. Tr.	1 Portion, 30 g	113	3,8	▼
Romadur, 40% Fett i. Tr.	1 Portion, 30 g	82	2,7	▼
Romadur, 20% Fett i. Tr.	1 Portion, 30 g	54	1,8	▶
Roquefort	1 Portion, 30 g	108	3,6	▼
Schafskäse	1 Portion, 30 g	71	2,4	▶
Scheibletten, 45% Fett i. Tr.	1 Scheibe, 25 g	74	3,0	▼
Scheibletten, 20% Fett i. Tr.	1 Scheibe, 25 g	54	2,2	▶
Schmelzkäse, 60% Fett i. Tr.	1 Portion, 30 g	98	3,3	▼
Schmelzkäse, 45% Fett i. Tr.	1 Portion, 30 g	81	2,7	▼
Steppenkäse, 45% Fett i. Tr.	1 Portion, 30 g	98	3,3	▼
Tilsiter, 45% Fett i. Tr.	1 Scheibe, 30 g	107	3,6	▼
Tilsiter, 30% Fett i. Tr.	1 Scheibe, 30 g	81	2,7	▼
Ziegenkäse, Schnittkäse	1 Scheibe, 30 g	107	3,6	▼
Ziegenkäse, Weichkäse	1 Portion, 30 g	84	2,8	▼
Käse und Frischkäse, Markenprodukte				
Babybel, mini, rot	1 mini Babybel, 20 g	61	3,0	▼
Babybel, mini, light	1 mini Babybel, 20 g	42	2,1	▶
Buko active, 0,2% Fett absolut	1 Portion, 30 g	20	0,7	▲
Buko Meerrettich, Doppelrahmstufe	1 Portion, 30 g	76	2,5	▼
Gouda, Du darfst	1 Scheibe, 21 g	55	2,6	▶

EINKAUFS-TABELLEN

KÄSE

Lebensmittel	Menge	Energie (kcal)	Energiedichte (kcal/g)	Bewertung
Maasdamer, Du darfst	1 Scheibe, 21 g	55	2,6	▶
Milram Frühlingsquark, 10% Fett absolut	1 EL, 30 g	44	1,5	▶
Philadelphia Kräuter, Doppelrahm	1 Portion, 30 g	69	2,3	▼
Philadelphia natur so leicht	1 Portion, 30 g	33	1,1	▶
Schmelzkäse Feine Ecken, Du darfst	1 Ecke, 25 g	48	1,9	▶
Schmelzkäse Kräuter, Du darfst	1 Portion, 25 g	38	1,5	▶

Speisefette und -öle

In dieser Gruppe ist eine Energiedichte-Ampel eigentlich nicht sinnvoll. Fett hat mit 9 kcal/g die höchste Energiedichte. Alle Speiseöle sind hundertprozentige Fette – in flüssiger Form, und ihre Energiedichte beträgt ebenfalls 9 kcal/g. Streichfette enthalten etwas Wasser, sie liefern pro Gramm aber immer noch rund 7 kcal. Lediglich Halbfettprodukte enthalten neben ihrem Fett immerhin so viel Wasser, dass wir sie im Vergleich zu den Vollfetten mit ▶ bewertet haben. Wegen ihres hohen Wassergehaltes sind sie aber zum Kochen oder Braten nicht geeignet und können lediglich eine Streichfett-Alternative sein, sofern Sie darauf nicht ganz verzichten möchten.

Alle Fette liefern zwar reichlich Kalorien, aber sie wirken durchaus unterschiedlich auf unsere Gesundheit. Pflanzenöle bestehen überwiegend aus ungesättigten Fettsäuren, die im Körper wichtige und gesundheitsfördernde Funktionen haben. Aus diesem Grund gehört auch beim Abnehmen ein gutes Pflanzenöl in Maßen dazu. Wegen ihres günstigen Fettsäuremusters sind insbesondere Rapsöl und Olivenöl empfehlenswert. Übrigens schneidet ein großer Salatteller selbst mit einem Öl-Dressing insgesamt bei der Energiedichte weit besser ab als eine Currywurst.

EINKAUFS-TABELLEN

ÖLE

Lebensmittel	Menge	Energie (kcal)	Energiedichte (kcal/g)	Bewertung
Tierische Fette				
Butter	1 TL, 5 g	37	7,4	▼
Butter, halbfett	1 TL, 5 g	19	3,8	▶
Butterschmalz	1 TL, 5 g	44	8,8	▼
Gänseschmalz	1 TL, 5 g	44	8,8	▼
Kräuter-/Knoblauchbutter	1 TL, 5 g	28	5,7	▼
Schweineschmalz	1 TL, 5 g	44	8,8	▼
Pflanzliche Öle				
Arganöl	1 EL, 12 g	108	9,0	▼
Distelöl (Safloröl)	1 EL, 12 g	108	9,0	▼
Erdnussöl	1 EL, 12 g	108	9,0	▼
Haselnussöl	1 EL, 12 g	108	9,0	▼
Kürbiskernöl	1 EL, 12 g	108	9,0	▼
Leinöl	1 EL, 12 g	108	9,0	▼
Maiskeimöl	1 EL, 12 g	108	9,0	▼
Mohnöl	1 EL, 12 g	108	9,0	▼
Olivenöl	1 EL, 12 g	108	9,0	▼
Palmöl	1 EL, 12 g	108	9,0	▼
Rapsöl	1 EL, 12 g	108	9,0	▼
Sesamöl	1 EL, 12 g	108	9,0	▼
Sojaöl	1 EL, 12 g	108	9,0	▼
Sonnenblumenöl	1 EL, 12 g	108	9,0	▼
Traubenkernöl	1 EL, 12 g	108	9,0	▼
Walnussöl	1 EL, 12 g	108	9,0	▼
Weizenkeimöl	1 EL, 12 g	108	9,0	▼

SPEISEFETTE UND -ÖLE

Lebensmittel	Menge	Energie (kcal)	Energiedichte (kcal/g)	Bewertung
Streich- und sonstige Fette, Mayonnaise				
Frittierfett	1 EL, 12 g	108	9,0	▼
Kakaobutter	1 EL, 12 g	108	9,0	▼
Kokosfett	1 EL, 12 g	108	9,0	▼
Margarine i.D.	1 TL, 5 g	36	7,2	▼
Margarine, halbfett i.D.	1 TL, 5 g	18	3,7	▶
Diätmargarine i.D.	1 TL, 5 g	36	7,2	▼
Margarine mit Olivenöl	1 TL, 5 g	36	7,2	▼
Margarine mit Rapsöl	1 TL, 5 g	36	7,2	▼
Margarine mit Sojaöl	1 TL, 5 g	36	7,2	▼
Margarine mit Sonnenblumenöl	1 TL, 5 g	36	7,2	▼
Mayonnaise, 80% Fett	1 EL, 15 g	112	7,4	▼
Salatmayonnaise, 50% Fett	1 EL, 15 g	72	4,8	▼
Palmkernfett	1 EL, 12 g	108	9,0	▼
Pflanzencreme i.D.	1 EL, 12 g	88	7,4	▼
Remoulade, 65% Fett	1 EL, 15 g	96	6,4	▼
Remoulade, 50% Fett	1 EL, 15 g	71	4,7	▼
Streich- und sonstige Fette, Mayonnaise, Markenprodukte				
Becel – fettreduziertes Diät-Streichfett	1 TL, 5 g	20	4,0	▶
Becel pro-activ Diät-Halbfettmargarine	1 TL, 5 g	18	3,6	▶
Bertolli Brotaufstrich	1 TL, 5 g	20	3,9	▶
Deli Reform Active	1 TL, 5 g	18	3,5	▶
Deli Reform Die Leichte	1 TL, 5 g	18	3,5	▶

EINKAUFS-TABELLEN

SPEISEFETTE

Lebensmittel	Menge	Energie (kcal)	Energiedichte (kcal/g)	Bewertung
Deli Reform Original	1 TL, 5 g	36	7,2	▼
Gourmet Pflanzen-Margarine, Vitaquell	1 TL, 5 g	36	7,2	▼
laktosefreie Butter, MinusL	1 TL, 5 g	37	7,4	▼
Lätta Halbfettmargarine	1 TL, 5 g	18	3,7	▶
Miracel Whip Balance	1 EL, 15 g	21	1,4	▲
Miracel Whip Klassik	1 EL, 15 g	38	2,5	▶
Miracel Whip so leicht	1 EL, 15 g	16	1,1	▲
Miracel Whip Typ Remoulade	1 EL, 15 g	31	2,1	▶
Rama Original	1 TL, 5 g	32	6,3	▼
Rama Balance	1 TL, 5 g	19	3,7	▶

Getreideprodukte

Die allermeisten Erzeugnisse aus Getreide sind sehr wasserarm. Deshalb haben sie im Vergleich zu wasserreichen Produkten wie Gemüse und Obst grundsätzlich eine höhere Energiedichte, Werte unter 1,5 kcal/g und damit ein ▲ gibt es kaum. Ausnahmen sind gekochte Nudeln und gekochter Reis, die mit dem Kochen viel Wasser aufnehmen.

Getreideprodukte bestehen überwiegend aus Kohlenhydraten (Stärke), die pro Gramm 4 kcal liefern. Sie sättigen wie beschrieben gut und lange, wenn sie zusammen mit Ballaststoffen vorkommen, wie es bei Getreidevollkornprodukten der Fall ist. Oft ist der Unterschied in der Energiedichte zwischen ballaststoffreichen Vollkorn- und Weißmehlprodukten aber nicht gar so groß. Vollkornbrot erhält ebenso ein ▶ wie Weißbrot. Dennoch sollten Sie Vollkornprodukte als die besseren Sattmacher bevorzugen. Kuchen, Gebäck und andere Erzeugnisse aus Getreide mit einem ▼ sind entweder zusätzlich zucker- oder fettreich, im ungünstigsten Fall beides.

Lebensmittel	Menge	Energie (kcal)	Energiedichte (kcal/g)	Bewertung
Getreide, Mehl, Mahlprodukte				
Amaranth	1 EL, 15 g	55	3,7	▼
Buchweizen	1 EL, 15 g	51	3,4	▼
Buchweizengrütze	1 EL, 15 g	51	3,4	▼

EINKAUFS-TABELLEN

GETREIDE & MEHL

Lebensmittel	Menge	Energie (kcal)	Energiedichte (kcal/g)	Bewertung
Buchweizenmehl	1 EL, 15 g	51	3,4	▼
Dinkel	1 EL, 15 g	48	3,2	▼
Dinkelmehl Type 630	1 EL, 15 g	50	3,3	▼
Dinkelvollkornmehl Type 1050	1 EL, 15 g	50	3,3	▼
Gerste, spelzenfrei	1 EL, 15 g	48	3,2	▼
Gerstengraupen	1 EL, 15 g	51	3,4	▼
Gerstengrütze	1 EL, 15 g	47	3,1	▼
Gerstenmehl	1 EL, 15 g	50	3,4	▼
Getreidesprossen	1 Portion, 75 g	52	0,7	▲
Grünkern	1 EL, 15 g	49	3,2	▼
Grünkernmehl	1 EL, 15 g	52	3,4	▼
Grünkernschrot	1 EL, 15 g	50	3,3	▼
Hafer	1 EL, 15 g	53	3,5	▼
Haferflocken	1 EL, 15 g	56	3,7	▼
Hafergrütze	1 EL, 15 g	56	3,7	▼
Hafermehl	1 EL, 15 g	56	3,7	▼
Haferschmelzflocken	1 EL, 15 g	53	3,5	▼
Hirse	1 EL, 15 g	53	3,5	▼
Hirseflocken	1 EL, 15 g	53	3,5	▼
Hirsemehl	1 EL, 15 g	52	3,4	▼
Mais	1 EL, 15 g	50	3,3	▼
Maisgrieß (Polenta)	1 EL, 15 g	52	3,5	▼
Maismehl	1 EL, 15 g	53	3,5	▼
Paniermehl (Semmelmehl)	1 EL, 15 g	54	3,6	▼
Quinoa (Reismelde)	1 EL, 15 g	50	3,3	▼

GETREIDEPRODUKTE

Lebensmittel	Menge	Energie (kcal)	Energiedichte (kcal/g)	Bewertung
Naturreis, Vollkornreis, gekocht	1 Portion (Beilage), 150 g	168	1,1	▲
Reis, geschält, gekocht	1 Portion (Beilage), 150 g	140	0,9	▲
Reis, parboiled, gekocht	1 Portion (Beilage), 150 g	162	1,1	▲
Reismehl	1 EL, 15 g	52	3,5	▼
Roggen	1 EL, 15 g	44	2,9	▼
Roggenflocken	1 EL, 15 g	44	3,0	▼
Roggenmehl Type 815	1 EL, 15 g	49	3,2	▼
Roggenmehl Type 997	1 EL, 15 g	47	3,2	▼
Roggenmehl Type 1150	1 EL, 15 g	48	3,2	▼
Roggenvollkornmehl	1 EL, 15 g	44	2,9	▼
Roggenvollkornbackschrot	1 EL, 15 g	44	2,9	▼
Sago	1 EL, 15 g	51	3,4	▼
Weizen	1 EL, 15 g	47	3,1	▼
Weizenflocken	1 EL, 15 g	47	3,1	▼
Weizengrieß	1 EL, 15 g	49	3,3	▼
Weizenkeime	1 EL, 10 g	31	3,1	▼
Weizenkleie	1 EL, 6 g	10	1,7	▶
Weizenmehl Type 405	1 EL, 15 g	51	3,4	▼
Weizenmehl Type 550	1 EL, 15 g	51	3,4	▼
Weizenmehl Type 1050	1 EL, 15 g	50	3,3	▼
Weizenvollkornmehl	1 EL, 15 g	48	3,2	▼
Weizenvollkornbackschrot	1 EL, 15 g	48	3,2	▼

GETREIDE & MEHL

EINKAUFS-TABELLEN

NUDELN

Lebensmittel	Menge	Energie (kcal)	Energiedichte (kcal/g)	Bewertung
Stärkemehle				
Kartoffelstärke	1 EL, 15 g	51	3,4	▼
Maisstärke	1 EL, 15 g	53	3,5	▼
Puddingpulver zum Kochen i.D.	1 Päckchen, 40 g	153	3,8	▼
Reisstärke	1 EL, 15 g	52	3,5	▼
Weizenstärke	1 EL, 15 g	53	3,5	▼
Nudeln (Teigwaren)				
Nudeln (Hartweizennudeln o. Ei), gekocht	1 Portion (Beilage), 150 g	224	1,5	▲
Nudeln (Hartweizennudeln o. Ei), gekocht	1 Portion (Hauptmahlzeit), 300 g	449	1,5	▲
Nudeln mit Ei, gekocht	1 Portion (Beilage), 150 g	189	1,3	▲
Nudeln mit Ei, gekocht	1 Portion (Hauptmahlzeit), 300 g	378	1,3	▲
Vollkornnudeln, gekocht	1 Portion (Beilage), 150 g	208	1,4	▲
Vollkornnudeln, gekocht	1 Portion (Hauptmahlzeit), 300 g	417	1,4	▲
Getreide-/Nudelgerichte				
Cannelloni mit Soße	1 Portion, 400 g	558	1,4	▲
Getreidebratling, gebraten	1 Bratling, 125 g	210	1,7	▶
Käsespätzle	1 Portion, 250 g	624	2,5	▶
Lasagne mit Gemüse (vegetarisch)	1 Portion, 400 g	695	1,7	▶
Lasagne mit Hackfleisch (Bolognese)	1 Portion, 400 g	842	2,1	▶

GETREIDEPRODUKTE

Lebensmittel	Menge	Energie (kcal)	Energie-dichte (kcal/g)	Bewertung
Maultaschen	1 Maultasche, 50 g	87	1,7	▶
Nudelpfanne Bami Goreng	1 Portion, 350 g	476	1,4	▲
Pfannkuchen ohne Füllung/Zucker	1 Pfannkuchen, 230 g	388	1,7	▶
Pfannkuchen mit Apfel und Zucker	1 Pfannkuchen, 250 g	381	1,5	▲
Pfannkuchen mit Gemüse	1 Pfannkuchen, 250 g	355	1,4	▲
Porridge	1 Portion, 250 g	323	1,3	▲
Ravioli mit Hackfleischfüllung	1 Portion, 250 g	645	2,6	▼
Reispfanne Nasi Goreng	1 Portion, 250 g	336	1,3	▲
Risotto, Gemüserisotto	1 Portion, 250 g	262	1,0	▲
Semmelknödel	2 Knödel, 190 g	309	1,6	▶
Spaghetti Bolognese	1 Portion (Nudeln + Soße), 350 g	531	1,5	▲
Spaghetti Carbonara	1 Portion (Nudeln + Soße), 350 g	655	1,9	▶
Tortellini mit Fleischfüllung	1 Portion, 250 g	610	2,4	▶
Tortellini mit Ricottafüllung	1 Portion, 250 g	536	2,1	▶
Getreide-/Nudelgerichte, Markenprodukte				
Express Indisch (Reisgericht), Uncle Ben's	1 Portion, 250 g	385	1,5	▲
Express Risi Bisi (Reisgericht), Uncle Ben's	1 Portion, 250 g	370	1,5	▲
Mirácoli Spaghetti Tomate-Basilikum	1 Portion, 325 g	397	1,2	▲

GETREIDE- & NUDELGERICHTE

EINKAUFS-TABELLEN

BRÖTCHEN

Lebensmittel	Menge	Energie (kcal)	Energie-dichte (kcal/g)	Bewertung
Nudeltopf mit Huhn, Maggi	1 Portion, 325 g	335	1,0	▲
Ravioli »Bolognese«, Maggi	1 Portion, 340 g	296	0,9	▲
Semmelknödel mit Röstzwiebeln, Pfanni	2 zubereitete Knödel, 190 g	260	1,4	▲
Semmelknödel Klassisch, Pfanni	2 zubereitete Knödel, 190 g	264	1,4	▲
Semmelknödel mit Räucherspeck, Pfanni	2 zubereitete Knödel, 190 g	300	1,6	▶
Brötchen und Croissants				
Bagel	1 Bagel, 70 g	161	2,3	▶
Baguettebrötchen	1 Brötchen, 65 g	161	2,5	▶
Brötchen (Semmeln)	1 Brötchen, 45 g	112	2,5	▶
Brötchen mit Kümmel	1 Brötchen, 45 g	114	2,5	▶
Brötchen mit Mohn	1 Brötchen, 45 g	117	2,6	▼
Brötchen mit Sesam	1 Brötchen, 45 g	118	2,6	▼
Butterhörnchen	1 Hörnchen, 50 g	145	2,9	▼
Croissant	1 Croissant, 65 g	330	5,1	▼
Laugenbrezel/-brötchen/-stange	1 Brezel, 85 g	192	2,3	▶
Mehrkornbrötchen	1 Brötchen, 65 g	154	2,4	▶
Milchbrötchen	1 Brötchen, 45 g	126	2,8	▼
Milchbrötchen mit Rosinen	1 Brötchen, 45 g	133	3,0	▼
Roggenbrötchen	1 Brötchen, 60 g	134	2,2	▶

GETREIDEPRODUKTE

Lebensmittel	Menge	Energie (kcal)	Energie-dichte (kcal/g)	Bewertung
Schokoladen-Croissant	1 Croissant, 80 g	395	4,9	▼
Vollkornbrötchen	1 Brötchen, 65 g	144	2,2	▶
Brot				
Baguette	1 Scheibe, 30 g	74	2,5	▶
Fladenbrot	1 Stück, 40 g	94	2,4	▶
Grahambrot (Weizenvollkornbrot)	1 Scheibe, 40 g	85	2,1	▶
Kartoffelbrot	1 Scheibe, 45 g	98	2,2	▶
Knäckebrot (Mehrkorn)	1 Scheibe, 10 g	34	3,4	▼
Knäckebrot (Roggenvollkorn)	1 Scheibe, 10 g	34	3,4	▼
Leinsamenbrot	1 Scheibe, 40 g	78	2,0	▶
Mehrkornbrot	1 Scheibe, 45 g	98	2,2	▶
Pumpernickel	1 Scheibe, 40 g	75	1,9	▶
Roggenbrot	1 Scheibe, 45 g	95	2,1	▶
Roggenmischbrot	1 Scheibe, 45 g	95	2,1	▶
Roggenvollkornbrot (Roggenschrotbrot)	1 Scheibe, 50 g	93	1,9	▶
Rosinenbrot (Weißbrot mit Rosinen, Stuten)	1 Scheibe, 40 g	96	2,4	▶
Sonnenblumenkernbrot	1 Scheibe, 40 g	82	2,0	▶
Steinmetzbrot	1 Scheibe, 45 g	94	2,1	▶
Toastbrot	1 Scheibe, 30 g	76	2,5	▶
Vollkorn-Toastbrot	1 Scheibe, 30 g	71	2,4	▶
Weißbrot (Weizenbrot)	1 Scheibe, 40 g	94	2,4	▶
Weizenmischbrot	1 Scheibe, 40 g	88	2,2	▶

EINKAUFS-TABELLEN

CEREALIEN

Lebensmittel	Menge	Energie (kcal)	Energiedichte (kcal/g)	Bewertung
Brot, Markenprodukte				
Crisp Original, Wasa	1 Scheibe, 10 g	32	3,2	▼
Knusperbrot Crisp'n light Roggen, Wasa	1 Scheibe, 7 g	24	3,6	▼
Sandwich Käse & Schnittlauch, Wasa	1 Scheibe (½ Portionspackung), 19 g	85	4,7	▼
Skorpa (Sesam-), Wasa	1 Scheibe, 10 g	40	3,9	▼
Vollkorn-Knäckebrot, Wasa	1 Scheibe, 13 g	40	3,2	▼
Mjölk, Wasa	1 Scheibe, 8 g	25	3,2	▼
Cerealien				
Cornflakes	1 Portion (trocken), 30 g	107	3,6	▼
Früchte-Müsli	1 Portion (trocken), 50 g	170	3,4	▼
Müsli-Basismischung	1 Portion (trocken), 50 g	176	3,5	▼
Müsliriegel i.D.	1 Riegel, 25 g	94	3,8	▼
Müsli-Mandelriegel i.D.	1 Riegel, 50 g	227	4,5	▼
Müsli-Nussriegel i.D.	1 Riegel, 50 g	247	4,9	▼
Nuss-Müsli	1 Portion (trocken), 50 g	202	4,0	▼
Schoko-Müsli	1 Portion (trocken), 50 g	195	3,9	▼
Cerealien, Markenprodukte				
Corny Erdbeer Joghurt, Schwartau	1 Riegel, 25 g	110	4,4	▼
Corny Schoko, Schwartau	1 Riegel, 25 g	108	4,3	▼
Crunchy Nut Corn Flakes, Kellogg's	1 Portion (trocken), 30 g	121	4,0	▼

GETREIDEPRODUKTE

Lebensmittel	Menge	Energie (kcal)	Energiedichte (kcal/g)	Bewertung
Frosties Original, Kellogg's	1 Portion (trocken), 30 g	111	3,7	▼
Haferkleie Flocken, Kölln	1 Portion, 25 g	80	3,2	▼
Müsli Knusper Klassik, Kölln	1 Portion (trocken), 40 g	173	4,3	▼
Rice Krispies, Kellogg's	1 Portion (trocken), 30 g	115	3,8	▼
Smacks, Kellogg's	1 Portion (trocken), 30 g	115	3,8	▼
Vollkorn Haferfleks, Kölln	1 Portion (trocken), 40 g	152	3,8	▼
Weetabix Original	1 Portion (2 Weetabix, trocken), 38 g	127	3,4	▼
Zauberfleks Schoko, Kölln	1 Portion (trocken), 40 g	156	3,9	▼
Kuchen, Torten und Gebäck				
Amerikaner	1 Amerikaner, 100 g	315	3,1	▼
Apfelkuchen (Hefeteig)	1 Stück, 150 g	217	1,4	▲
Apfelkuchen (Rührteig)	1 Stück, 150 g	321	2,1	▶
Apfelkuchen, gedeckter (Mürbeteig)	1 Stück, 100 g	229	2,3	▶
Apfelstrudel	1 Stück, 150 g	327	2,2	▶
Apfeltasche (Blätterteig)	1 Apfeltasche, 70 g	217	3,1	▼
Baumkuchen	1 Stück, 70 g	299	4,3	▼
Berliner	1 Berliner, 60 g	194	3,2	▼
Bienenstich, gefüllt	1 Stück, 120 g	360	3,0	▼
Biskuitrolle mit Sahnefüllung	1 Stück, 80 g	173	2,2	▶

KUCHEN

EINKAUFS-TABELLEN

KUCHEN

Lebensmittel	Menge	Energie (kcal)	Energie-dichte (kcal/g)	Bewertung
Brownies	1 Stück, 45 g	185	4,1	▼
Buttercremetorte i.D.	1 Stück, 100 g	396	4,0	▼
Butterkuchen	1 Stück, 75 g	279	3,7	▼
Cremetorte i.D.	1 Stück, 120 g	379	3,2	▼
Donauwellen	1 Stück, 100 g	313	3,1	▼
Donuts	1 Donut, 75 g	258	3,4	▼
Eiserkuchen	1 Eiserkuchen, 30 g	133	4,4	▼
Frankfurter Kranz	1 Stück, 80 g	291	3,6	▼
Früchtebrot	1 Stück, 50 g	175	3,5	▼
Gewürzkuchen	1 Stück, 60 g	216	3,6	▼
Hefegebäck (Hefeteilchen) i.D.	1 Hefegebäck, 70 g	235	3,4	▼
Hefezopf mit Rosinen	1 Stück, 70 g	211	3,0	▼
Honigkuchen	1 Stück, 70 g	213	3,0	▼
Käsekuchen	1 Stück, 140 g	273	1,9	▶
Linzer Torte	1 Stück, 100 g	418	4,2	▼
Marmorkuchen	1 Stück, 80 g	313	3,9	▼
Muffins	1 Muffin, 45 g	147	3,3	▼
Napfkuchen	1 Stück, 80 g	280	3,5	▼
Nussecke	1 Nussecke, 50 g	270	5,4	▼
Nusskuchen (Rührteig)	1 Stück, 80 g	341	4,3	▼
Obstkuchen (Quark-Öl-Teig)	1 Stück, 100 g	292	2,9	▼
Obstkuchen (Rührteig)	1 Stück, 150 g	406	2,7	▼
Obsttorte	1 Stück, 110 g	229	2,1	▶

GETREIDEPRODUKTE

KUCHEN

Lebensmittel	Menge	Energie (kcal)	Energiedichte (kcal/g)	Bewertung
Pflaumenkuchen (Hefeteig)	1 Stück, 150 g	207	1,4	▲
Plundergebäck (-teilchen) mit Obst	1 Plundergebäck, 120 g	300	2,5	▶
Quark-Sahne-Torte (Biskuitboden)	1 Stück, 125 g	273	2,2	▶
Quarkstrudel	1 Stück, 150 g	336	2,2	▶
Rhabarbertorte mit Baiser	1 Stück, 100 g	181	1,8	▶
Rosinenkuchen (Rührteig)	1 Stück, 80 g	245	3,1	▼
Rüblitorte (Möhren-Nuss-Torte)	1 Stück, 120 g	380	3,2	▼
Sachertorte	1 Stück, 110 g	488	4,4	▼
Sahnetorte i.D.	1 Stück, 120 g	375	3,1	▼
Schokoladenkuchen (Rührteig)	1 Stück, 80 g	287	3,6	▼
Schwarzwälder Kirschtorte	1 Stück, 140 g	346	2,5	▶
Schweinsöhrchen (Blätterteig)	1 Stück, 60 g	301	5,0	▼
Stollen (Dresdner-/Christ-)	1 Stück, 70 g	286	4,1	▼
Streuselkuchen (Hefeteig)	1 Stück, 75 g	252	3,4	▼
Waffeln (Herzwaffeln)	1 Waffel, 55 g	180	3,3	▼
Windbeutel mit Sahne u. Kirschen	1 Stück, 100 g	315	3,2	▼
Zitronenkuchen	1 Stück, 80 g	265	3,3	▼
Kleingebäck und Kekse				
Anisplätzchen	1 Plätzchen, 8 g	31	3,8	▼
Butterkeks	1 Keks, 5 g	24	4,8	▼

EINKAUFS-TABELLEN

GEBÄCK

Lebensmittel	Menge	Energie (kcal)	Energiedichte (kcal/g)	Bewertung
Dominosteine	1 Dominostein, 13 g	52	4,0	▼
Haferplätzchen	1 Plätzchen, 10 g	42	4,2	▼
Heidesand	1 Plätzchen, 10 g	46	4,6	▼
Lebkuchen (Elisen-)	1 Lebkuchen, 40 g	165	4,1	▼
Löffelbiskuits	1 Löffelbiskuit, 7 g	29	4,1	▼
Makronen	1 Makrone, 10 g	45	4,5	▼
Mutzen (Rheinische)	1 Mutze, 15 g	44	2,9	▼
Nussplätzchen	1 Plätzchen, 10 g	47	4,7	▼
Orangenplätzchen	1 Plätzchen, 10 g	38	3,8	▼
Pfeffernüsse	1 Pfeffernuss, 12 g	47	4,0	▼
Plätzchen/Kekse, gemischt	1 Plätzchen, 8 g	40	5,0	▼
Printen (Schokoladen-)	1 Printe, 20 g	93	4,7	▼
Russisch Brot (ABC-Gebäck)	1 »Buchstabe«, 5 g	19	3,8	▼
Spekulatius	1 Spekulatius, 10 g	49	4,9	▼
Spritzgebäck	1 Plätzchen, 10 g	53	5,3	▼
Vanillekipferl	1 Vanillekipferl, 7 g	34	4,9	▼
Vollkornkeks	1 Keks, 10 g	47	4,7	▼
Waffelkekse/-plätzchen	1 Keks, 10 g	55	5,5	▼

GETREIDEPRODUKTE

GEBÄCK

Lebensmittel	Menge	Energie (kcal)	Energiedichte (kcal/g)	Bewertung
Zimtsterne	1 Stern, 7 g	32	4,6	▼
Zwieback	1 Zwieback, 10 g	37	3,7	▼
Kleingebäck und Kekse, Markenprodukte				
Aachener Printen, Lambertz	1 Printe, 20 g	76	3,8	▼
Anis-Zwieback, Brandt	1 Zwieback, 18 g	70	3,9	▼
Butterkeks, Leibniz	6 Kekse, ca. 30 g	130	4,3	▼
Milchsnack, Leibniz	1 Keks, 25 g	127	5,1	▼
Ohne Gleichen Vollmilch, Bahlsen	1 Plätzchen, 10 g	58	5,8	▼
Prinzen Rolle, Griesson de Beukelaer	1 Keks, 24 g	116	4,9	▼
Selection Mischung, Bahlsen	1 Portion (3–4 Kekse), 30 g	154	5,1	▼
Schoko-Zwieback, Brandt	1 Zwieback, 18 g	82	4,5	▼
Vollkorn-Zwieback, Brandt	1 Zwieback, 10 g	36	3,6	▼

Gemüse, Salat und Kartoffeln

Gemüse ist unter allen Lebensmittelgruppen der ungefochtene Spitzenreiter mit niedrigster Energiedichte, weil es größtenteils aus Wasser besteht. Außerdem enthält es Ballaststoffe, aber kein Fett. Hier können Sie sich reichlich bedienen und am liebsten mehrmals am Tag. Nutzen Sie die vielfältigen Möglichkeiten zum Sattwerden und sorgen Sie für bunte Abwechslung auf Ihrem Speiseplan. Ob roh oder gegart, zu den Hauptmahlzeiten oder zwischendurch, mit viel Gemüse liegen Sie immer richtig.

Kartoffeln zählen nicht zum Gemüse. Ihre Energiedichte ist etwas höher als bei diesem, weil sie mehr Stärke und Eiweiß enthalten, jedoch ebenfalls praktisch kein Fett. Ihren Ruf als »Dickmacher« haben sie zu Unrecht, wenn sie in ihrer ursprünglichen Form, etwa als Pellkartoffeln oder Folienkartoffel gegessen werden. Ungünstig sind allerdings die vielen fetten Zubereitungsformen der Kartoffel, zum Beispiel als Pommes frites oder Kroketten, ebenso wie fette Soßen, die sie begleiten.

Lebensmittel	Menge	Energie (kcal)	Energiedichte (kcal/g)	Bewertung
Gemüse, Salat und Kräuter				
Artischocke	1 Portion, 100 g	22	0,2	▲
Artischocken Konserve	1 Portion, 50 g	8	0,2	▲

GEMÜSE, SALAT UND KARTOFFELN

Lebensmittel	Menge	Energie (kcal)	Energiedichte (kcal/g)	Bewertung
Aubergine (Eierfrucht)	1 Portion, 200 g	34	0,2	▲
Bambussprossen	1 Portion, 150 g	27	0,2	▲
Blattsalat, gemischter (ohne Dressing)	1 Portion, 50 g	7	0,1	▲
Bleichsellerie (Staudensellerie)	1 Portion, 150 g	25	0,2	▲
Blumenkohl (Karfiol)	1 Portion, 200 g	45	0,2	▲
Bohnen (Gemüsebohnen) i.D.	1 Portion, 200 g	51	0,3	▲
Bohnen (Gemüsebohnen) Konserve	1 Portion, 200 g	43	0,2	▲
Brokkoli	1 Portion, 200 g	53	0,3	▲
Brunnenkresse	1 EL, 3 g	1	0,2	▲
Chicorée	1 Portion, 75 g	13	0,2	▲
Chinakohl	1 Portion, 200 g	27	0,1	▲
Dicke Bohnen	1 Portion, 200 g	168	0,8	▶
Dill	1 EL gehackt, 5 g	3	0,6	▶
Eisbergsalat	1 Portion, 50 g	7	0,1	▲
Endivie	1 Portion, 50 g	6	0,1	▲
Erbsen (Gemüseerbsen)	1 Portion, 200 g	163	0,8	▶
Erbsen (Gemüseerbsen) Konserve	1 Portion, 200 g	141	0,7	▶
Feldsalat	1 Portion, 50 g	7	0,1	▲
Fenchel (Gemüsefenchel)	1 Portion, 150 g	29	0,2	▲
Gartenkresse	1 EL, 3 g	1	0,4	▲

GEMÜSE & SALAT

EINKAUFS-TABELLEN

GEMÜSE & SALAT

Lebensmittel	Menge	Energie (kcal)	Energiedichte (kcal/g)	Bewertung
Grünkohl (Braunkohl)	1 Portion, 200 g	74	0,4	▲
Gurke (Salatgurke)	1 Stück, 200 g	24	0,1	▲
Knoblauch	1 Zehe, 3 g	4	1,4	▶
Knollensellerie	¼ Knolle, 70 g	14	0,2	▲
Kohlrabi	1 Portion, 200 g	49	0,2	▲
Kopfsalat	1 Portion, 50 g	6	0,1	▲
Kürbis	1 Portion, 200 g	50	0,3	▲
Löwenzahnblattsalat	1 Portion, 30 g	8	0,3	▲
Mangold	1 Portion, 200 g	28	0,1	▲
Meerrettich, gerieben	1 EL, 10 g	6	0,6	▶
Möhre (Karotte)	1 Möhre, 80 g	21	0,3	▲
Paprika (Gemüsepaprika), gelb	1 Schote, 150 g	45	0,3	▲
Paprika (Gemüsepaprika), grün	1 Schote, 150 g	30	0,2	▲
Paprika (Gemüsepaprika), rot	1 Schote, 150 g	55	0,4	▲
Pastinake	1 Portion, 125 g	74	0,6	▶
Petersilie	1 EL gehackt, 5 g	3	0,5	▲
Porree (Lauch)	1 Portion, 200 g	51	0,3	▲
Portulak (Postelein)	1 Portion, 50 g	8	0,2	▲
Radicchio	1 Portion, 50 g	7	0,1	▲
Radieschen	1 Bund (ca. 10 Stück), 80 g	12	0,1	▲
Rettich	1 Portion, 100 g	14	0,1	▲

GEMÜSE, SALAT UND KARTOFFELN

Lebensmittel	Menge	Energie (kcal)	Energiedichte (kcal/g)	Bewertung
Rhabarber	1 Portion, 125 g	16	0,1	▲
Rohkost, gemischte (ohne Blattsalat/Dressing)	1 Portion, 250 g	45	0,2	▲
Romanosalat	1 Portion, 50 g	8	0,2	▲
Rosenkohl	1 Portion, 200 g	72	0,4	▲
Rote Bete (Rote Rübe)	1 Portion, 125 g	52	0,4	▲
Rotkohl (Rotkraut, Blaukraut)	1 Portion, 200 g	45	0,2	▲
Rotkohl, Konserve	1 Portion, 200 g	30	0,2	▲
Rucola (Rauke)	1 Portion, 50 g	13	0,3	▲
Sauerkraut	1 Portion, 200 g	33	0,2	▲
Schnittlauch	1 EL gehackt, 5 g	1	0,3	▲
Schwarzwurzel	1 Portion, 200 g	33	0,2	▲
Schwarzwurzel, Konserve	1 Portion, 200 g	29	0,1	▲
Spargel	1 Portion, 250 g	45	0,2	▲
Spargel, Konserve	1 Portion, 150 g	24	0,2	▲
Spinat	1 Portion, 200 g	34	0,2	▲
Steckrübe (Kohlrübe)	1 Portion, 200 g	55	0,3	▲
Stielmus (Rübstiel)	1 Portion, 200 g	49	0,2	▲
Süßkartoffel (Batate)	1 Süßkartoffel, 50 g	56	1,1	▶

EINKAUFS-TABELLEN

GEMÜSE & SALAT

Lebensmittel	Menge	Energie (kcal)	Energiedichte (kcal/g)	Bewertung
Tomate	1 Tomate, 80 g	14	0,2	▲
Tomaten in Dosen	1 Portion, 200 g	36	0,2	▲
Topinambur	1 Portion, 150 g	47	0,3	▲
Weißkohl (Weißkraut)	1 Portion, 200 g	50	0,3	▲
Wirsing	1 Portion, 200 g	52	0,3	▲
Wurzelpetersilie	1 Portion, 125 g	50	0,4	▲
Zucchini	1 Zucchini, 150 g	30	0,2	▲
Zuckererbsen	1 Portion, 200 g	119	0,6	▶
Zuckermais	1 Portion, 100 g	89	0,9	▶
Zuckermais in Dosen	1 EL, 25 g	19	0,8	▶
Zwiebel	1 Zwiebel, 40 g	11	0,3	▲
Gemüsesäfte				
Gemüsesaft i.D.	1 Glas, 150 ml	33	0,2	▲
Möhren-/Karottensaft	1 Glas, 150 ml	33	0,2	▲
Rote-Bete-Saft	1 Glas, 150 ml	53	0,4	▲
Sauerkrautsaft	1 Glas, 150 ml	23	0,2	▲
Spinatsaft	1 Glas, 150 ml	23	0,2	▲
Tomatensaft	1 Glas, 150 ml	22	0,1	▲
Gemüsesauerkonserven				
Gewürz-/Salz-/Dillgurken	1 Gurke, 50 g	8	0,2	▲
Mixed Pickles	1 Portion, 50 g	18	0,4	▲

GEMÜSE, SALAT UND KARTOFFELN

Lebensmittel	Menge	Energie (kcal)	Energiedichte (kcal/g)	Bewertung
Oliven, eingelegt, grün	1 Olive, 5 g	7	1,5	▶
Oliven, eingelegt, schwarz	1 Olive, 5 g	15	2,9	▼
Rote Bete (Rote Rübe) Konserve	1 Portion, 50 g	15	0,3	▲
Silber-/Perlzwiebeln	1 Portion, 50 g	31	0,6	▶
Tomatenpaprika	1 Portion, 50 g	14	0,3	▲
Gemüsegerichte				
Apfel-Rotkohl	1 Portion, 200 g	127	0,6	▶
Blumenkohl mit Buttersoße	1 Portion, 200 g	197	1,0	▶
Brokkoli mit Mandelbutter	1 Portion, 200 g	239	1,2	▶
Frühlingsrolle	1 Frühlingsrolle, 150 g	233	1,6	▼
Gemüse im Teigmantel	1 Portion, 200 g	265	1,3	▶
Leipziger-Allerlei mit Butter	1 Portion, 200 g	172	0,9	▶
Rahm-Blumenkohl	1 Portion, 200 g	169	0,8	▶
Rahm-Brokkoli	1 Portion, 200 g	173	0,9	▶
Rahm-Gemüse i.D.	1 Portion, 200 g	171	0,9	▶
Rahm-Kohlrabi	1 Portion, 200 g	179	0,9	▶
Rahm-Porree	1 Portion, 200 g	157	0,8	▶
Rahm-Rosenkohl	1 Portion, 200 g	205	1,0	▶
Rahm-Spinat, Rahm-Blattspinat	1 Portion, 200 g	125	0,6	▶

GEMÜSEGERICHTE

EINKAUFS-TABELLEN

PILZE

Lebensmittel	Menge	Energie (kcal)	Energiedichte (kcal/g)	Bewertung
Rahm-Wirsing	1 Portion, 200 g	157	0,8	▶
Ratatouille	1 Portion, 250 g	186	0,7	▶
Spargel-Schinken-Röllchen	2 Röllchen, 240 g	242	1,0	▶
Pilze				
Austernpilze	1 Portion, 150 g	17	0,1	▲
Birkenpilze	1 Portion, 150 g	27	0,2	▲
Butterpilze	1 Portion, 150 g	17	0,1	▲
Champignons	1 Portion, 150 g	24	0,2	▲
Champignon	1 Champignon, 10 g	2	0,2	▲
Champignons, Konserve	1 Portion, 150 g	21	0,1	▲
Hallimasche	1 Portion, 150 g	23	0,2	▲
Morcheln (Speise-)	1 Portion, 150 g	15	0,1	▲
Pfifferlinge	1 Portion, 150 g	17	0,1	▲
Pfifferlinge, getrocknet	1 Portion, 25 g	23	0,9	▶
Pfifferlinge, Konserve	1 Portion, 150 g	20	0,1	▲
Steinpilze	1 Portion, 150 g	32	0,2	▲
Steinpilze, getrocknet	1 Portion, 25 g	37	1,5	▶
Kartoffelgerichte und -produkte				
Bratkartoffeln, in Öl gebraten	1 Portion, 200 g	266	1,3	▶

GEMÜSE, SALAT UND KARTOFFELN

KARTOFFELGERICHTE

Lebensmittel	Menge	Energie (kcal)	Energiedichte (kcal/g)	Bewertung
Gnocchi	1 Portion, 200 g	256	1,3	▶
Herzoginkartoffeln (Pommes Duchesse)	1 Portion, 150 g	243	1,6	▼
Kartoffel, gekocht	1 mittelgroße Kartoffel, 80 g	55	0,7	▶
Kartoffelgratin	1 Portion, 200 g	302	1,5	▶
Kartoffelpüree, zub. mit Milch u. Butter	1 Portion, 200 g	182	0,9	▶
Kartoffelklöße/-knödel, zubereitet	1 Kloß, 100 g	108	1,1	▶
Kartoffelkroketten, frittiert	1 Portion (7–8 Kroketten), 150 g	321	2,1	▼
Kartoffelpuffer (Reibekuchen), in Öl gebraten	1 Puffer, 120 g	306	2,5	▼
Kartoffelwedges (Kartoffelecken), frittiert	1 Portion, 150 g	425	2,8	▼
Pommes frites, frittiert	1 Portion, 150 g	474	3,2	▼
Pommes frites aus dem Backofen	1 Portion, 150 g	236	1,6	▼
Rösti, frittiert	1 Rösti, 50 g	129	2,6	▼
Schupfnudeln, gekocht	1 Portion, 200 g	300	1,5	▶
Zwetschgenknödel	1 Knödel, 65 g	121	1,9	▼
Kartoffelprodukte, Markenprodukte				
Country Potatoes Classic, TK, McCain	1 Portion, 150 g	224	1,5	▶
Kroketten, TK, McCain	1 Portion, 150 g	311	2,1	▼
Rösti, TK, McCain	1 Portion, 150 g	278	1,9	▼

EINKAUFS-TABELLEN

HÜLSENFRÜCHTE

Lebensmittel	Menge	Energie (kcal)	Energiedichte (kcal/g)	Bewertung
1·2·3 Frites Original, TK, McCain	1 Portion, 150 g	230	1,5	▶
Hülsenfrüchte				
Bohnen, weiß, Trockenprodukt	1 Portion, 60 g	142	2,4	▼
Bohnen, weiß, Konserve	1 Portion, 125 g	82	0,7	▲
Erbsen, Trockenprodukt	1 Portion, 60 g	163	2,7	▼
Kichererbsen, Trockenprodukt	1 Portion, 60 g	183	3,1	▼
Kidneybohnen, Konserve	1 Portion, 125 g	105	0,8	▲
Kidneybohnen, Trockenprodukt	1 Portion, 60 g	200	3,3	▼
Limabohnen (Butterbohnen), Trockenprodukt	1 Portion, 60 g	165	2,8	▼
Linsen, Trockenprodukt	1 Portion, 60 g	162	2,7	▼
Mungobohnensprossen	1 Portion, 50 g	12	0,2	▲
Mungobohnen, Trockenprodukt	1 Portion, 60 g	161	2,7	▼
Sojasprossen (Sojakeime)	1 Portion, 50 g	26	0,5	▲

Obst und Nüsse

Frisches Obst ist ebenfalls ein bestens geeigneter Sattmacher ohne Fett, mit hohem Wasseranteil und Ballaststoffen. Mit den vielen Obstsorten können Sie immer wieder für geschmackliche Vielfalt in Ihrer Kost sorgen.

Beim Trocknen von Obst geht der größte Teil des Wassers verloren, daher hat Trockenobst eine deutlich höhere Energiedichte als frisches. Aber im Trockenobst stecken noch viele Vitamine und Mineralstoffe, und es ist eine gute Snack-Alternative zu Süßigkeiten und salzigen Knabbereien.

Nüsse, die als »Schalenfrüchte« der Obergruppe »Obst« zugeordnet werden, haben mit diesem eigentlich kaum etwas gemeinsam. Sie sind vor allem sehr fettreich, liefern uns jedoch auch viele wertvolle Vitamine und Mineralstoffe. Und ähnlich wie bei den Speiseölen besteht ihr Fettanteil überwiegend aus ungesättigten Fettsäuren. Dennoch, die Energiedichte von Nüssen liegt nur wenig unter der von Speisefetten, und trotz vieler wertvoller Nährstoffe sollten Sie sich Nüsse beim Abnehmen nur in einer kleinen Portion gönnen.

Lebensmittel	Menge	Energie (kcal)	Energiedichte (kcal/g)	Bewertung
Obst und Tiefkühlobst				
Acerola (Westindische Kirschen)	1 Portion, 50 g	10	0,2	▲

EINKAUFS-TABELLEN

OBST

Lebensmittel	Menge	Energie (kcal)	Energie-dichte (kcal/g)	Bewertung
Ananas	1 Portion, 150 g	88	0,6	🔸
Apfel	1 Apfel, 150 g	81	0,5	🔺
Apfelsine (Orange)	1 Apfelsine, 145 g	68	0,5	🔺
Aprikosen (Marillen)	1 Aprikose, 45 g	19	0,4	🔺
Avocado	½ Avocado, 115 g	250	2,2	🔻
Banane	1 Banane, 110 g	105	1,0	🔸
Beerenmischung, TK-Produkt	1 EL, 40 g	17	0,4	🔺
Birne	1 Birne, 140 g	77	0,6	🔸
Brombeeren	1 Portion, 125 g	55	0,4	🔺
Clementine	1 Clementine, 45 g	21	0,5	🔺
Cranberrys (Moosbeeren)	1 Portion, 110 g	51	0,5	🔺
Datteln	1 Dattel, 7 g	8	1,1	🔸
Erdbeeren	1 Portion, 150 g	48	0,3	🔺
Erdbeeren, TK-Produkt	1 EL, 40 g	13	0,3	🔺
Feigen	1 Feige, 60 g	38	0,6	🔸
Granatapfel	1 Granatapfel, 125 g	97	0,8	🔸
Grapefruit (Pampelmuse)	½ Grapefruit, 130 g	65	0,5	🔺
Guave (Guajave)	1 Guave, 40 g	15	0,4	🔺
Heidelbeeren (Blaubeeren)	1 Portion, 125 g	45	0,4	🔺
Himbeeren	1 Portion, 125 g	43	0,3	🔺

OBST UND NÜSSE

Lebensmittel	Menge	Energie (kcal)	Energiedichte (kcal/g)	Bewertung
Himbeeren, TK-Produkt	1 EL, 40 g	14	0,3	▲
Honigmelone (Zuckermelone)	1 Portion, 150 g	81	0,5	▲
Jackfrucht	1 Portion, 100 g	72	0,7	▶
Johannisbeeren, rot	1 Portion, 125 g	41	0,3	▲
Johannisbeeren, schwarz	1 Portion, 125 g	49	0,4	▲
Johannisbeeren, weiß	1 Portion, 125 g	38	0,3	▲
Kaki (Kakipflaume)	1 Kaki, 150 g	107	0,7	▶
Kaktusfeige (Kaktusbirne, Kaktusapfel)	1 Kaktusfeige, 80 g	29	0,4	▲
Kirschen (Süßkirschen)	1 Portion, 150 g	95	0,6	▶
Kiwi	1 Kiwi, 50 g	30	0,6	▶
Kumquat (Zwergorange)	1 Kumquat, 30 g	21	0,7	▶
Limette (Limone)	1 Limette, 50 g	23	0,5	▲
Litschi	1 Litschi, 10 g	8	0,8	▶
Mandarine	1 Mandarine, 50 g	25	0,5	▲
Mango	½ Mango, 125 g	75	0,6	▶
Maracuja (Passionsfrucht)	1 Frucht, 40 g	32	0,8	▶
Mirabellen	1 Portion (ca. 15 Stück), 150 g	96	0,6	▶
Nektarine	1 Nektarine, 125 g	71	0,6	▶
Papaya (Baummelone)	½ Papaya, 150 g	48	0,3	▲

EINKAUFS-TABELLEN

OBST

Lebensmittel	Menge	Energie (kcal)	Energie-dichte (kcal/g)	Bewertung
Pfirsich	1 Pfirsich, 125 g	51	0,4	▲
Pflaumen (Zwetschgen)	1 Pflaume, 35 g	16	0,5	▲
Physalis (Kapstachelbeere)	1 Physalis, 5 g	4	0,8	▶
Quitte	1 Quitte, 80 g	31	0,4	▲
Reineclaude	1 Reineclaude, 35 g	22	0,6	▶
Sauerkirschen	1 Portion, 100 g	58	0,6	▶
Stachelbeeren	1 Portion, 125 g	55	0,4	▲
Tamarillo (Baumtomate)	1 Tamarillo, 70 g	41	0,6	▶
Wassermelone	1 Portion, 150 g	57	0,4	▲
Weintrauben	1 Portion, 150 g	107	0,7	▶
Zitrone	1 Zitrone, 80 g	45	0,6	▶
Obstkonserven/-kompott				
Ananas, Konserve, gezuckert	1 Portion (mit Saft), 150 g	132	0,9	▶
Apfelmus (Apfelkompott), gezuckert	1 Portion, 125 g	128	1,0	▶
Aprikosen, Konserve, gezuckert	1 Portion (mit Saft), 150 g	118	0,8	▶
Birne, Konserve, gezuckert	1 Portion (mit Saft), 150 g	101	0,7	▶
Erdbeeren, Konserve, gezuckert	1 Portion (mit Saft), 150 g	101	0,7	▶
Himbeeren, Konserve, gezuckert	1 Portion (mit Saft), 150 g	107	0,7	▶
Mandarinen, Konserve, gezuckert	1 Portion (mit Saft), 150 g	125	0,8	▶

OBST UND NÜSSE

Lebensmittel	Menge	Energie (kcal)	Energie-dichte (kcal/g)	Bewertung
Mirabellen, Konserve, gezuckert	1 Portion (mit Saft), 150 g	136	0,9	▶
Obstkompott i.D., Konserve, gezuckert	1 Portion (mit Saft), 150 g	122	0,8	▶
Pfirsiche, Konserve, gezuckert	1 Portion (mit Saft), 150 g	117	0,8	▶
Pflaumen, Konserve, gezuckert	1 Portion (mit Saft), 150 g	122	0,8	▶
Preiselbeeren (Wildpreiselbeeren)	1 EL, 40 g	69	1,7	▼
Schattenmorellen, Konserve, gezuckert	1 Portion (mit Saft), 150 g	131	0,9	▶
Süßkirschen, Konserve, gezuckert	1 Portion (mit Saft), 150 g	135	0,9	▶
Trockenobst				
Apfel, getrocknet (Apfelschnitze)	1 Portion, 40 g	111	2,8	▼
Aprikosen, getrocknet	1 Portion, 40 g	100	2,5	▼
Banane, getrocknet (»Bananenchips«)	1 Portion, 40 g	116	2,9	▼
Birne, getrocknet (Birnenschnitze)	1 Portion, 40 g	101	2,5	▼
Cranberrys (Moosbeeren), getrocknet	1 Portion, 40 g	123	3,1	▼
Datteln, getrocknet	1 Dattel, 10 g	29	2,9	▼
Feigen, getrocknet	1 Feige, 20 g	57	2,8	▼
Mischobst, getrocknet (Backobst)	1 Portion, 40 g	103	2,6	▼
Pfirsich, getrocknet (Pfirsichschnitze)	1 Portion, 40 g	99	2,5	▼
Pflaumen, getrocknet	1 Frucht, 7 g	18	2,6	▼
Rosinen, Sultaninen	1 EL, 20 g	60	3,0	▼
Obstsäfte und -konzentrate				
Ananassaft	1 Glas, 200 ml	119	0,6	▼

EINKAUFS-TABELLEN

OBSTSÄFTE

Lebensmittel	Menge	Energie (kcal)	Energiedichte (kcal/g)	Bewertung
Apfelsaft	1 Glas, 200 ml	99	0,5	▼
Aprikosennektar	1 Glas, 200 ml	117	0,6	▼
Fruchtsirup i.D.	1 EL, 20 g	58	2,9	▼
Grapefruitsaft	1 Glas, 200 ml	94	0,5	▼
Grapefruitnektar	1 Glas, 200 ml	129	0,6	▼
Holunderbeersaft (Muttersaft, ungesüßt)	1 Glas (unverdünnt), 100 ml	38	0,4	▼
Johannisbeernektar, rot	1 Glas, 200 ml	135	0,7	▼
Johannisbeernektar, schwarz	1 Glas, 200 ml	141	0,7	▼
Mandarinensaft	1 Glas, 200 ml	95	0,5	▼
Maracujanektar	1 Glas, 200 ml	160	0,8	▼
Orangensaft (Apfelsinensaft)	1 Glas, 200 ml	84	0,4	▼
Orangennektar (Apfelsinennektar)	1 Glas, 200 ml	126	0,6	▼
Sauerkirschnektar	1 Glas, 200 ml	122	0,6	▼
Sanddornbeerensaft (Muttersaft, ungesüßt u. gesüßt)	1 Glas (verdünnt u. gesüßt), 100 ml	31	0,3	▼
Traubensaft	1 Glas, 200 ml	140	0,7	▼
Zitronensaft	1 EL, 15 ml	4	0,3	▼
Obstsäfte und Fruchtgetränke, Markenprodukte				
Chiquita Smoothies i.D.	1 Flasche, 250 ml	140	0,6	▼
Fruit2day zum Trinken i.D., Schwartau	1 Flasche, 200 ml	112	0,6	▼
Multivitamin-Saft, hohes C	1 Glas, 200 ml	92	0,5	▼

OBST UND NÜSSE

Lebensmittel	Menge	Energie (kcal)	Energiedichte (kcal/g)	Bewertung
Pur Pur Frucht-Smoothies i.D., Schwartau	1 Flasche, 250 ml	137	0,5	▼
Nüsse, Saaten und Samen				
Cashews, Cashewkerne	1 Portion, 40 g	221	5,5	▼
Cashews, geröstet u. gesalzen	1 Portion, 40 g	230	5,7	▼
Erdnüsse	1 Portion, 40 g	226	5,6	▼
Erdnüsse, dragiert	1 Portion, 40 g	212	5,3	▼
Erdnüsse, geröstet u. gesalzen	1 Portion, 40 g	234	5,9	▼
Haselnusskerne	1 Portion, 40 g	254	6,4	▼
Esskastanien (Maronen), geröstet	1 Portion, 40 g	69	1,7	▶
Kokosnuss	1 Stück, 40 g	143	3,6	▼
Kokosmilch (20% Fett)	1 EL, 15 g	30	2,0	▶
Kokosnuss-Fruchtwasser	1 Glas, 100 ml	10	0,1	▲
Kokosraspeln	1 EL, 15 g	92	6,1	▼
Kürbiskerne	1 EL, 15 g	84	5,6	▼
Leinsaat (Leinsamen)	1 EL, 15 g	56	3,7	▼
Macadamianüsse	1 Portion, 40 g	281	7,0	▼
Mandeln	1 Portion (23–25 Stück), 40 g	228	5,7	▼
Gebrannte Mandeln	1 Portion, 40 g	215	5,4	▼
Mohnsamen	1 EL, 10 g	47	4,7	▼
Paranüsse	1 Portion (ca. 10 Stück), 40 g	264	6,6	▼

NÜSSE

EINKAUFS-TABELLEN

NÜSSE

Lebensmittel	Menge	Energie (kcal)	Energiedichte (kcal/g)	Bewertung
Pekannüsse	1 Portion, 40 g	281	7,0	▼
Pinienkerne	1 Portion, 40 g	230	5,8	▼
Pistazien, geröstet u. gesalzen	1 Portion, 25 g	154	6,2	▼
Sesamsaat	1 EL, 15 g	85	5,7	▼
Sonnenblumenkerne	1 EL, 15 g	86	5,7	▼
Studentenfutter mit Rosinen	1 Portion, 40 g	193	4,8	▼
Walnüsse	1 Portion (ca. 20 Hälften), 40 g	262	6,5	▼

Süßes und Herzhaftes

ZUCKER

In dieser Kategorie sind ganz unterschiedliche Lebensmittel und Gerichte zusammengefasst, von Marmelade über Süßigkeiten, Salatdressings bis zu Fertiggerichten, Fast Food und Kartoffelchips. Die Bewertung ▼ überwiegt hier, denn die meisten Produkte enthalten entweder reichlich Fett oder viel Zucker, in der Untergruppe »Süßes« oft sogar beides. Hier liegen also große Einsparpotenziale. Und auch wenn Sie für Ihre persönlichen Lieblingsspeisen, die ▼ erhalten haben, keine Alternativen finden, die mit ▶ oder gar ▲ bewertet wurden, können Sie immer noch innerhalb der Produkte mit ▼ vergleichen und Kalorien einsparen, indem zum Beispiel die Portion Pommes frites nicht mit Ketchup und Mayonnaise, sondern nur mit Ketchup gegessen wird, oder indem Sie statt zu Chips zu Salzstangen greifen.

Lebensmittel	Menge	Energie (kcal)	Energiedichte (kcal/g)	Bewertung
Zucker und Sirup				
Ahornsirup	1 TL, 10 g	26	2,6	▼
Fruchtzucker	1 TL, 5 g	20	4,1	▼
Milchzucker	1 TL, 5 g	20	4,1	▼
Traubenzucker	1 TL, 5 g	20	4,1	▼
Zucker (Haushaltszucker, Zuckerraffinade)	1 TL, 5 g	20	4,1	▼
Kakaopulver				
Kakaopulver, schwach entölt	1 TL, 5 g	17	3,4	▼

EINKAUFS-TABELLEN

SÜSSE BROTAUFSTRICHE

Lebensmittel	Menge	Energie (kcal)	Energiedichte (kcal/g)	Bewertung
Kakaopulver, stark entölt	1 TL, 5 g	13	2,5	▶
Kakaogetränkepulver, löslich	1 TL, 5 g	20	3,9	▼
Schokoladenpulver	1 TL, 5 g	19	3,9	▼
Süße Brotaufstriche				
Apfelgelee	1 TL, 10 g	26	2,6	▼
Apfelsinenkonfitüre (Orangenkonfitüre)	1 TL, 10 g	26	2,6	▼
Aprikosenkonfitüre	1 TL, 10 g	25	2,5	▶
Erdbeerkonfitüre	1 TL, 10 g	26	2,6	▼
Erdnusspaste (Erdnussmus)	1 TL, 10 g	59	5,9	▼
Gelee i.D.	1 TL, 10 g	28	2,8	▼
Heidelbeerkonfitüre	1 TL, 10 g	26	2,6	▼
Himbeerkonfitüre	1 TL, 10 g	25	2,5	▶
Honig	1 TL, 10 g	31	3,1	▼
Johannisbeergelee	1 TL, 10 g	25	2,5	▶
Konfitüre i.D.	1 TL, 10 g	27	2,7	▼
Marmelade i.D.	1 TL, 10 g	28	2,8	▼
Nuss-Nougat-Creme	1 TL, 10 g	52	5,2	▼
Pflaumenmus	1 TL, 10 g	20	2,0	▶
Rübensirup (Rübenkraut)	1 TL, 10 g	27	2,7	▼
Sauerkirschkonfitüre	1 TL, 10 g	25	2,5	▶
Süßigkeiten				
Bitterschokolade i.D.	1 Riegel, 20 g	99	5,0	▼
Bonbons i.D.	1 Stück, 5 g	20	3,9	▼
Fruchtgummi, Weingummi	1 Portion, 50 g	164	3,3	▼

SÜSSES UND HERZHAFTES

Lebensmittel	Menge	Energie (kcal)	Energiedichte (kcal/g)	Bewertung
gefüllte Schokolade i.D.	1 Riegel, 20 g	103	5,1	▼
Geleefrüchte	1 Stück, 5 g	16	3,3	▼
kandierte Früchte	1 Stück, 5 g	13	2,6	▼
Lakritze i.D.	1 Portion, 50 g	188	3,8	▼
Marshmallows (»Mäusespeck«)	1 Portion (7–8 Stück), 50 g	159	3,2	▼
Marzipan	1 Stück, 10 g	46	4,6	▼
Nougat	1 Stück, 10 g	47	4,7	▼
Nuss-Schokolade i.D.	1 Riegel, 20 g	104	5,2	▼
Pralinen i.D.	1 Praline, 12 g	60	5,0	▼
Pralinen mit Alkohol	1 Praline, 12 g	46	3,9	▼
Schokoladenstreusel	1 EL, 20 g	88	4,4	▼
Toffeebonbons	1 Stück, 5 g	18	3,6	▼
Trüffel (Schokotrüffel)	1 Stück, 12 g	62	5,2	▼
Vollmilch-Schokolade	1 Riegel, 20 g	107	5,4	▼
Weiße Schokolade	1 Riegel, 20 g	108	5,4	▼
Süßigkeiten, Markenprodukte				
After Eight	1 Stück, 8 g	33	4,2	▼
Balisto Korn-Mix	1 Doppelriegel, 41 g	205	5,0	▼
Bounty	1 Doppelriegel, 57 g	266	4,7	▼
Caramac	1 Riegel, 30 g	169	5,6	▼
Choco Crossies	1 Portion, 20 g	100	5,0	▼
duplo	1 Riegel, 18 g	98	5,4	▼
Ferrero Küsschen	1 Stück, 9 g	54	6,1	▼
hanuta	1 Stück, 22 g	115	5,2	▼

SÜSSIGKEITEN

EINKAUFS-TABELLEN

SÜSSIGKEITEN

Lebensmittel	Menge	Energie (kcal)	Energiedichte (kcal/g)	Bewertung
Haribo Color-Rado	1 Portion, 50 g	167	3,3	▼
Haribo Goldbären	1 Portion (ca. 25 Stück), 50 g	172	3,4	▼
Haribo Lakritz Schnecken	1 Portion, 50 g	144	2,9	▼
Karamell Riesen, Storck	1 Stange (= 6 Bonbons), 30 g	124	4,1	▼
Katjes Katzen Pfötchen	1 Portion, 50 g	171	3,4	▼
Katjes Salzige Heringe	1 Portion, 50 g	163	3,3	▼
Katjes Tropen-Früchte	1 Portion, 50 g	169	3,4	▼
Kinder country	1 Riegel, 24 g	130	5,5	▼
Kinder pingui	1 Stück, 30 g	133	4,4	▼
Kinder Riegel	1 Riegel, 21 g	116	5,5	▼
Kinder Schoko Bons	1 Stück, 6 g	33	5,6	▼
Kinder Schokolade	1 Riegel, 13 g	69	5,5	▼
KitKat Riegel	4-Finger Riegel, 45 g	228	5,1	▼
Knoppers	1 Knoppers, 25 g	132	5,3	▼
Lindt Excellence, 70 % Kakao	1 Riegel, 20 g	107	5,3	▼
Lindt Excellence, 85 % Kakao	1 Riegel, 20 g	106	5,3	▼
Lindt Lindor Milch	1 Riegel, 17 g	102	6,1	▼
Lindt Fioretto i.D.	1 Praline, 23 g	121	5,3	▼
M & M's Peanut	1 kl. Tüte, 45 g	232	5,2	▼
Maoam Würfel	1 Würfel, 22 g	85	3,9	▼
Mars	1 Riegel, 54 g	246	4,6	▼
merci Vielfalt i.D.	1 Riegel, 13 g	69	5,5	▼

Süsses und Herzhaftes

SÜSSIGKEITEN

Lebensmittel	Menge	Energie (kcal)	Energiedichte (kcal/g)	Bewertung
Milch-Schnitte, Ferrero	1 Stück, 28 g	116	4,1	▼
I love Milka Pralinés i.D.	1 Praline, 6 g	33	5,6	▼
Milka Schoko & Keks	1 Riegel, 33 g	185	5,6	▼
Milka Tender	1 Stück, 37 g	160	4,3	▼
Milky Way	1 Riegel, 26 g	118	4,6	▼
Mini Dickmann's	1 Stück, 8 g	34	4,2	▼
Mon chéri	1 Stück, 11 g	45	4,3	▼
nimm2	1 Bonbon, 6 g	22	3,7	▼
Nuts	1 Riegel, 50 g	244	4,9	▼
Raffaello	1 Stück, 10 g	62	6,2	▼
Ritter Sport Joghurt Schokolade	1 Rippe, 25 g	143	5,7	▼
Ritter Sport Knusperflakes Schokolade	1 Rippe, 25 g	130	5,2	▼
Rocher, Ferrero	1 Stück, 13 g	73	5,8	▼
Schoko Toffees, Storck	1 Stück, 8 g	39	4,7	▼
Smarties	1 Packung, 38 g	173	4,6	▼
Snickers	1 Riegel, 60 g	304	5,1	▼
Super Dickmann's	1 Stück, 28 g	99	3,5	▼
Toffifee	1 Toffifee, 8 g	44	5,4	▼
Twix	1 Doppelriegel, 58 g	285	4,9	▼
Werther's Original	1 Bonbon, 5 g	21	4,2	▼
Yogurette	1 Riegel, 13 g	71	5,7	▼
Süßspeisen				
Bayrische Creme	1 Portion, 125 g	257	2,1	▼

EINKAUFS-TABELLEN

SÜSSSPEISEN

Lebensmittel	Menge	Energie (kcal)	Energiedichte (kcal/g)	Bewertung
Birne Helene	1 Portion, 180 g	390	2,2	▼
Cremedessert i.D. (m. Sahne u. Ei)	1 Portion, 125 g	297	2,4	▼
Cremedessert Nuss (m. Sahne u. Ei)	1 Portion, 125 g	393	3,1	▼
Cremedessert Obst (m. Sahne u. Ei)	1 Portion, 125 g	239	1,9	▼
Crêpe mit Apfelmus	1 Crêpe, 170 g	237	1,4	▶
Crêpe mit Nuss-Nougat-Creme	1 Crêpe, 150 g	341	2,3	▼
Crêpe mit Zucker	1 Crêpe, 125 g	245	2,0	▼
Dampfnudeln	1 Portion, 100 g	277	2,8	▼
Dampfnudeln mit Obstkompott	1 Portion, 160 g	325	2,0	▼
Dampfnudeln mit Vanillesoße	1 Portion, 160 g	333	2,1	▼
Fruchtkaltschale i.D.	1 Portion, 200 g	127	0,6	▶
Germknödel (mit Pflaumenmus gefüllt)	1 Portion, 200 g	510	2,6	▼
Germknödel mit Vanillesoße	1 Portion, 260 g	566	2,2	▼
Götterspeise	1 Portion, 125 g	72	0,6	▶
Grießbrei mit Fruchtsirup	1 Portion (Dessert), 200 g	283	1,4	▶
Grießbrei mit Fruchtsirup	1 Portion (Hauptgericht), 450 g	635	1,4	▶
Grießbrei mit Obstkompott	1 Portion (Dessert), 200 g	244	1,2	▶
Grießbrei mit Obstkompott	1 Portion (Hauptgericht), 450 g	549	1,2	▶

Süsses und Herzhaftes

Lebensmittel	Menge	Energie (kcal)	Energiedichte (kcal/g)	Bewertung
Herrencreme	1 Portion, 125 g	247	2,0	▼
Milchreis mit Obstkompott	1 Portion (Dessert), 200 g	293	1,5	▶
Milchreis mit Obstkompott	1 Portion (Hauptgericht), 450 g	659	1,5	▶
Milchreis mit Zimtzucker	1 Portion (Dessert), 200 g	338	1,7	▼
Milchreis mit Zimtzucker	1 Portion (Hauptgericht), 450 g	760	1,7	▼
Mousse au chocolat	1 Portion, 90 g	275	3,1	▼
Obstsalat	1 Portion, 150 g	156	1,0	▶
Pfirsich Melba	1 Portion, 200 g	367	1,8	▼
Quarkauflauf mit Äpfeln	1 Portion, 200 g	277	1,4	▶
Quarkspeise mit frischen Früchten	1 Portion, 200 g	225	1,1	▶
Rote Grütze	1 Portion, 125 g	157	1,3	▶
Schokoladenpudding	1 Portion, 125 g	158	1,3	▶
Tiramisu	1 Portion, 125 g	391	3,1	▼
Vanillepudding	1 Portion, 125 g	158	1,3	▶
Vanillesoße	1 Portion, 60 ml	56	0,9	▶
Wein-Cremedessert (m. Sahne u. Ei)	1 Portion, 125 g	261	2,1	▼
Süßspeisen, Markenprodukte				
Dessertsoßen Frucht i.D., Zentis	1 EL, 15 g	26	1,7	▼

SÜSSSPEISEN

EINKAUFS-TABELLEN

Lebensmittel	Menge	Energie (kcal)	Energiedichte (kcal/g)	Bewertung
Dessertsoße Schokolade, Zentis	1 EL, 15 g	40	2,7	▼
Dessertsoße Vanille, Zentis	1 EL, 15 g	21	1,4	▶
Gala Feiner Schokoladenpudding, Dr. Oetker	1 Portion, 150 g	150	1,0	▶
Garant Grießpudding, Dr. Oetker	1 Portion, 145 g	133	0,9	▶
Joghurt Creme Himbeer-Geschmack, Dr. Oetker	1 Portion, 105 g	130	1,2	▶
Mousse Zitrone, Dr. Oetker	1 Portion, 85 g	126	1,5	▶
Panna Cotta, Dr. Oetker	1 Portion, 150 g	285	1,9	▼
Paradiescreme Vanille-Geschmack, Dr. Oetker	1 Portion, 90 g	103	1,1	▶
Quarkfein Erdbeer-Geschmack, Dr. Oetker	1 Portion, 125 g	121	1,0	▶
Rotwein-Creme, Dr. Oetker	1 Portion, 105 g	223	2,1	▼
Eis				
Eiskaffee mit Sahne	1 Glas, 200 g	182	0,9	▶
Eisschokolade mit Sahne	1 Glas, 200 g	274	1,4	▶
Fruchteis i.D.	1 Kugel, 65 g	125	1,9	▼
Fruchtsorbet	1 Kugel, 65 g	86	1,3	▶
Schokoladeneis	1 Kugel, 65 g	140	2,2	▼
Softeis	1 Portion, 90 g	117	1,3	▶
Vanilleeis	1 Kugel, 65 g	131	2,0	▼

SÜSSES UND HERZHAFTES

FEINKOSTSALATE

Lebensmittel	Menge	Energie (kcal)	Energiedichte (kcal/g)	Bewertung
Eis, Markenprodukte				
Capri, Langnese	1 Capri, 58 g	52	0,9	▶
Cornetto Bottermelk Zitrone, Langnese	1 Cornetto, 86 g	201	2,3	▼
Cornetto Haselnuss, Langnese	1 Cornetto, 82 g	253	3,1	▼
Crème brûlée, Mövenpick	1 Kugel, 65 g	122	1,9	▼
Cremissimo Bourbon Vanille, Langnese	1 Kugel, 65 g	142	2,2	▼
Cremissimo Stracciatella, Langnese	1 Kugel, 65 g	152	2,3	▼
Cremissimo Leichter Genuss Aprikose-Mango	1 Kugel, 65 g	117	1,8	▼
Cremissimo Leichter Genuss Vanille, Langnese	1 Kugel, 65 g	107	1,7	▼
Magnum Classic, Langnese	1 Magnum, 86 g	261	3,0	▼
Maple Walnuts, Mövenpick	1 Kugel, 65 g	153	2,4	▼
Nogger, Langnese	1 Nogger, 67 g	208	3,1	▼
Feinkostsalate				
Eiersalat	1 Portion, 200 g	270	1,3	▶
Geflügelsalat	1 Portion, 200 g	181	0,9	▶
Kartoffelsalat (mit Essig u. Öl)	1 Portion, 200 g	246	1,2	▶
Kartoffelsalat (mit Mayonnaise)	1 Portion, 200 g	309	1,5	▶
Käsesalat	1 Portion, 200 g	426	2,1	▼

EINKAUFS-TABELLEN

SUPPEN

Lebensmittel	Menge	Energie (kcal)	Energie-dichte (kcal/g)	Bewertung
Krabbensalat	1 Portion, 150 g	244	1,6	▼
Nudelsalat (mit Mayonnaise)	1 Portion, 200 g	410	2,1	▼
Reissalat	1 Portion, 150 g	198	1,3	▶
Waldorfsalat	1 Portion, 150 g	374	2,5	▼
Wurstsalat	1 Portion, 200 g	358	1,8	▼
Eintöpfe und Suppen				
Chili con carne	1 Teller, 400 g	446	1,1	▶
Cremesuppen i.D.	1 Teller, 250 g	157	0,6	▶
Erbseneintopf mit Speck	1 Teller, 400 g	285	0,7	▶
Gemüsebrühe, klare	1 Teller, 250 g	8	0	▲
Gemüseeintopf mit Rindfleisch	1 Teller, 400 g	257	0,6	▶
Gulaschsuppe	1 Teller, 250 g	164	0,7	▶
Kartoffelsuppe	1 Teller, 250 g	116	0,5	▲
Käsesuppe mit Hackfleisch	1 Teller, 250 g	361	1,4	▶
Käsesuppe, vegetarisch	1 Teller, 250 g	275	1,1	▶
Linseneintopf mit Speck	1 Teller, 400 g	340	0,9	▶
Rindfleischbrühe, klare	1 Teller, 250 g	15	0,1	▲
Spargelcremesuppe	1 Teller, 250 g	143	0,6	▶
Tomatensuppe	1 Teller, 250 g	97	0,4	▲
Zwiebelsuppe	1 Teller, 250 g	161	0,6	▶

SÜSSES UND HERZHAFTES

Lebensmittel	Menge	Energie (kcal)	Energiedichte (kcal/g)	Bewertung
Eintöpfe und Suppen, Markenprodukte				
Feuertopf, Erasco	1 Teller, 400 g	244	0,6	▶
Graupentopf, Erasco	1 Teller, 400 g	148	0,4	▲
Hühner-Reistopf, Erasco	1 Teller, 400 g	256	0,6	▶
Kartoffel-Gemüsetopf, Sonnen Bassermann	1 Teller, 400 g	160	0,4	▲
Mexikanischer Chilitopf, Sonnen Bassermann	1 Teller, 400 g	264	0,7	▶
Möhrentopf, Sonnen Bassermann	1 Teller, 400 g	188	0,5	▲
Pichelsteiner Topf, Erasco	1 Teller, 400 g	116	0,3	▲
Serbische Bohnensuppe, Erasco	1 Teller, 400 g	264	0,7	▶
Wirsingtopf, Sonnen Bassermann	1 Teller, 400 g	152	0,4	▲
Pizza und herzhafte Backwaren				
Flammkuchen mit Zwiebeln und Speck	1 Stück, 90 g	178	2,0	▼
Kräuter-/Knoblauchbutter-Baguette	1 Portion, 60 g	186	3,1	▼
Pizzabaguette mit Ananas u. Schinken	1 Baguettehälfte, 135 g	285	2,1	▼
Pizzabaguette mit Pilzen	1 Baguettehälfte, 135 g	277	2,0	▼
Pizzabaguette Salami	1 Baguettehälfte, 135 g	374	2,8	▼
Pizza Calzone	1 Pizza, 350 g	813	2,3	▼
Pizza Calzone	1 Stück, 90 g	209	2,3	▼
Pizza Funghi (Pilze)	1 Pizza, 350 g	804	2,3	▼
Pizza Funghi (Pilze)	1 Stück (¼ Pizza), 90 g	207	2,3	▼

PIZZA & CO.

EINKAUFS-TABELLEN

FASTFOOD

Lebensmittel	Menge	Energie (kcal)	Energiedichte (kcal/g)	Bewertung
Pizza Hawaii (Ananas und Schinken)	1 Pizza, 350 g	799	2,3	▼
	1 Stück (¼ Pizza), 90 g	205	2,3	▼
Pizza Margherita (Tomate)	1 Pizza, 350 g	868	2,5	▼
	1 Stück (¼ Pizza), 90 g	223	2,5	▼
Pizza Salami	1 Pizza, 350 g	921	2,6	▼
	1 Stück (¼ Pizza), 90 g	237	2,6	▼
Pizza Spinaci (Spinat)	1 Pizza, 350 g	792	2,3	▼
	1 Stück (¼ Pizza), 90 g	204	2,3	▼
Pizza Tonno (Thunfisch)	1 Pizza, 350 g	868	2,5	▼
	1 Stück (¼ Pizza), 90 g	223	2,5	▼
Pizza Vegetarisch	1 Pizza, 350 g	768	2,2	▼
	1 Stück (¼ Pizza), 90 g	198	2,2	▼
Quiche Lorraine	1 Stück, 90 g	295	3,3	▼
Toast Hawai (Ananas, Schinken, Käse)	1 Toast, 135 g	298	2,2	▼
Toast mit Schinken und Käse	1 Toast, 95 g	256	2,7	▼
Zwiebelkuchen	1 Stück, 90 g	171	1,9	▼
Fast Food				
Cheeseburger i.D.	1 Cheeseburger, 125 g	343	2,7	▼
	1 Dopppelter Cheesburger, 175 g	480	2,7	▼
Currywurst, Pommes frites, Ketchup u. Mayo	1 Portion, 400 g	1132	2,8	▼

Süsses und Herzhaftes

FASTFOOD

Lebensmittel	Menge	Energie (kcal)	Energiedichte (kcal/g)	Bewertung
Currywurst mit Soße	1 Portion, 180 g	424	2,4	▼
Döner-Tasche	1 Döner, 500 g	787	1,6	▼
Falaffel-Tasche	1 Stück, 500 g	762	1,5	▶
Hamburger i.D.	1 Hamburger, 110 g	290	2,6	▼
Hot Dog	1 Hot Dog, 200 g	490	2,4	▼
Lamacun (türkische Pizza)	1 Lamacun, 415 g	526	1,3	▶
Wrap mit Hähnchenfleisch	1 Wrap, 200 g	251	1,3	▶
Fast Food, Markenprodukte				
Big King, Burger King	1 Big King, 210 g	579	2,8	▼
Big Mac, McDonald's	1 Big Mac, 220 g	497	2,3	▼
Chickenburger mit Chili Sauce, McDonald's	1 Chickenburger, 150 g	361	2,4	▼
Chicken McNuggets, McDonald's	6 Chicken McNuggets, 105 g	254	2,4	▼
Chicken Nugget Burger, Burger King	1 Burger, 130 g	365	2,8	▼
Country Burger, Burger King	1 Burger, 230 g	537	2,3	▼
Fish King, Burger King	1 Fish King, 185 g	451	2,4	▼
Hamburger Royal, McDonald's	1 Hamburger Royal, 205 g	505	2,5	▼
McChicken, McDonald's	1 McChicken, 180 g	455	2,6	▼
McFlurry Smarties, McDonald's	1 McFlurry Smarties, 200 g	360	1,8	▼

EINKAUFS-TABELLEN

SOSSEN

Lebensmittel	Menge	Energie (kcal)	Energiedichte (kcal/g)	Bewertung
Milchshake Schoko, McDonald's	1 Milchshake, 250 ml	220	1,2	▶
Whopper, Burger King	1 Whopper, 275 g	611	2,2	▼
Soßen und Salatdressings				
Bechamelsoße	1 Portion (ca. 4 EL), 60 g	56	0,9	▶
Bratensoße (mit Mehlschwitze)	1 Portion (ca. 4 EL), 60 g	47	0,8	▶
Cocktaildressing	1 Portion (ca. 2 EL), 30 g	155	5,2	▼
Cremedressing i.D. (Öl-Essig-Ei)	1 Portion (ca. 2 EL), 30 g	185	6,2	▼
helle Grundsoße (mit Mehlschwitze)	1 Portion (ca. 4 EL), 60 g	47	0,8	▶
Holländische Soße, Sauce Hollandaise	1 Portion (ca. 4 EL), 60 g	336	5,6	▼
Italienische Tomatensoße	1 Portion, 150 g	103	0,7	▶
Jägersoße	1 Portion, 125 g	189	1,5	▶
Joghurtdressing	1 Portion (ca. 2 EL), 30 g	29	1,0	▶
Käsesoße i.D.	1 Portion (ca. 4 EL), 60 g	80	1,3	▶
Pesto mit Olivenöl (Basilikum)	1 EL, 30 g	169	5,6	▼
Pesto mit Olivenöl (Tomate)	1 EL, 30 g	135	4,5	▼
Rahmsoße i.D. (mit Sahne)	1 Portion (ca. 4 EL), 60 g	79	1,3	▶
Sahne-/Schmanddressing	1 Portion (ca. 2 EL), 30 g	96	3,2	▼
Vinaigrette (Öl-Essig-Senf)	1 Portion (ca. 2 EL), 30 g	178	5,9	▼

SÜSSES UND HERZHAFTES

DRESSINGS

Lebensmittel	Menge	Energie (kcal)	Energiedichte (kcal/g)	Bewertung
Salatdressings, Markenprodukte				
Feinkostsauce Curry, Kraft	1 EL, 15 g	30	2,0	▼
Feinkostsauce Knoblauch, Kraft	1 EL, 15 g	27	1,8	▼
Salatfix Crème Fraîche, Kühne	1 EL, 15 g	31	2,1	▼
Salatfix Gartenkräuter, Kühne	1 EL, 15 g	40	2,7	▼
Salatfix Italian, Kühne	1 EL, 15 g	9	0,6	▶
Salatfix Joghurt, Kühne	1 EL, 15 g	32	2,1	▼
Salatfix Joghurt-Kräuter leicht, Kühne	1 EL, 15 g	21	1,4	▶
Würzmittel und Würzsoßen				
Barbecue-Grillsoße	1 EL, 15 g	22	1,5	▶
Essig, Obstessig	1 EL, 15 g	3	0,2	▲
Essig, Weinessig	1 EL, 15 g	3	0,2	▲
Knoblauchdip	1 EL, 30 g	52	1,7	▼
Senf, mittelscharf	1 TL, 8 g	7	0,9	▶
Senf, scharf	1 TL, 8 g	6	0,8	▶
Senf, süß	1 TL, 8 g	7	0,9	▶
Sojasoße	1 EL, 15 g	11	0,7	▶
Tomatenketchup	1 EL, 15 g	16	1,1	▶
Tomatenmark	1 TL, 8 g	6	0,7	▶
Würzsoßen, Markenprodukte				
Curry Ketchup, Heinz	1 EL, 15 g	15	1,0	▶
Hamburger Sauce, Hela	1 EL, 15 g	46	3,1	▼
Helle Fritten Sauce, Hela	1 EL, 15 g	44	3,0	▼

EINKAUFS-TABELLEN

KNABBERWAREN

Lebensmittel	Menge	Energie (kcal)	Energiedichte (kcal/g)	Bewertung
Tomaten Gewürz Ketchup, Hela	1 EL, 15 g	19	1,3	▶
Würzsauce Curry, Kühne	1 EL, 15 g	37	2,5	▼
Würzsauce Knoblauch, Kühne	1 EL, 15 g	54	3,6	▼
Würzsauce Schaschlik, Kühne	1 EL, 15 g	15	1,0	▶
Würzsauce Zigeuner, Kühne	1 EL, 15 g	14	0,9	▶
Knabberwaren				
Erdnussflips	1 Portion, 40 g	212	5,3	▼
Kartoffelchips	1 Portion, 40 g	214	5,4	▼
Kartoffelsticks	1 Portion, 40 g	197	4,9	▼
Käsegebäck (aus Blätterteig)	1 Portion, 40 g	211	5,3	▼
Kräcker	1 Stück, 5 g	19	3,8	▼
Popcorn (süß)	1 Portion, 40 g	155	3,9	▼
Reiswaffeln, ungesalzen	1 Waffel, 7 g	27	3,9	▼
Schoko-Reiswaffeln	1 Waffel, 17 g	79	4,6	▼
Salzstangen, Salzbrezeln	10 Stück, 15 g	52	3,5	▼
Knabberwaren, Markenprodukte				
Chipsfrisch ungarisch, Funny-frisch	1 Portion, 25 g	135	5,4	▼
Chipsfrisch Delight Paprika, Funny-frisch	1 Portion, 25 g	118	4,7	▼
Chips ready salted, Chio	1 Portion, 25 g	135	5,4	▼
ErdnußLocken Classic, Lorenz	1 Portion, 25 g	123	4,9	▼
Pringles Original	1 Portion, 25 g	135	5,4	▼

SÜSSES UND HERZHAFTES

Lebensmittel	Menge	Energie (kcal)	Energie-dichte (kcal/g)	Bewertung
Pringles Light Aromas Red Pepper	1 Portion, 25 g	120	4,8	▼
Saltletts Snack Mix, Lorenz	1 Portion, 25 g	110	4,4	▼
Taccos, Chio	1 Portion, 25 g	121	4,8	▼
Tortilla Chips (Tacitos), Lorenz	1 Portion (ohne Dip), 25 g	123	4,9	▼
Zwiebli Ringe, Funny-frisch	1 Portion, 25 g	127	5,1	▼

KNABBERWAREN

Getränke

Wie erläutert, haben »flüssige Kalorien« aus Getränken praktisch keinen Sättigungswert. Deshalb ist die Ampelbewertung bei den Getränken anders als bei den übrigen Lebensmitteln. Ein ▲ erhalten nur Getränke mit einer Energiedichte bis 0,1 kcal/g, das heißt solche, die mit einem 200 ml-Glas nicht mehr als 20 kcal liefern. ▶ wird für Werte bis 0,2 kcal/g vergeben und ▼ für Werte über 0,2 kcal/g. Schon mit 0,5 Liter Orangensaft, Cola oder Bier nehmen Sie rund 200 kcal auf, für dieselbe Kalorienmenge könnten Sie aber auch zwei Äpfel, ein Pfund Erdbeeren oder ein Vollkornbrötchen mit Lachsschinken und Tomate essen. Sie sehen, dass bei den Getränken ganz schnell viele Kalorien ohne Sättigung »verschenkt« werden.

Lebensmittel	Menge	Energie (kcal)	Energiedichte (kcal/g)	Bewertung
Kaffee, Tee und Wasser				
Espresso ohne Zucker	1 Tasse, 30 ml	1	0	▲
Kaffee ohne Milch u. Zucker	1 Tasse, 150 ml	3	0	▲
Kaffee mit Milch i.D.	1 Tasse, 150 ml	13	0,1	▲
Kaffee mit Milch u. Zucker i.D.	1 Tasse, 150 ml	41	0,3	▼
Kräuter-, Früchtetee ohne Zucker	1 Tasse, 150 ml	1	0	▲
Malz-, Getreidekaffee	1 Tasse, 150 ml	9	0,1	▲

GETRÄNKE

ERFRISCHUNGSGETRÄNKE

Lebensmittel	Menge	Energie (kcal)	Energiedichte (kcal/g)	Bewertung
Milchkaffee (halb/halb)	1 Becher, 200 ml	66	0,3	▼
Tee schwarz/grün ohne Zucker	1 Tasse, 150 ml	1	0	▲
Tee mit Zucker	1 Tasse, 150 ml	20	0,2	▶
Trinkwasser	1 Glas, 200 ml	0	0	▲
Mineralwasser	1 Glas, 200 ml	0	0	▲
Erfrischungsgetränke (Fruchtsäfte siehe auch unter Obst)				
Apfelsaftschorle (1:1)	1 Glas, 200 ml	49	0,2	▶
Bitterlimonade	1 Glas, 200 ml	63	0,3	▼
Colagetränke	1 Glas, 200 ml	86	0,4	▼
Colagetränke, kalorienarm	1 Glas, 200 ml	4	0	▲
Cola-Limo-Mixgetränk	1 Glas, 200 ml	88	0,4	▼
Eistee i.D.	1 Glas, 200 ml	62	0,3	▼
Fruchtschorle i.D.	1 Glas, 200 ml	53	0,3	▼
Orangenfruchtsaftgetränk, kalorienreduziert	1 Glas, 200 ml	45	0,2	▶
Orangen-/Zitronenlimonade	1 Glas, 200 ml	83	0,4	▼
Orangen-/Zitronenlimonade, kalorienarm	1 Glas, 200 ml	5	0	▲
Orangensaftschorle (1:1)	1 Glas, 200 ml	45	0,2	▶
Erfrischungsgetränke, Markenprodukte				
Bionade i.D.	1 Flasche, 330 ml	66	0,2	▶
Bitter Lemon, Schweppes	1 Glas, 200 ml	104	0,5	▼
Capri-Sonne Orange	1 Portionspackung, 200 ml	85	0,4	▼

EINKAUFS-TABELLEN

Lebensmittel	Menge	Energie (kcal)	Energie-dichte (kcal/g)	Bewertung
Coca-Cola	1 Glas, 200 ml	84	0,4	▼
Coca-Cola light oder zero	1 Glas, 200 ml	0	0	▲
Fanta Orange	1 Glas, 200 ml	78	0,4	▼
Fanta Zero	1 Glas, 200 ml	5	0	▲
Punica Classics Rote Früchte	1 Glas, 200 ml	78	0,4	▼
Punica Classics Roter Multivitamin 17+4	1 Glas, 200 ml	76	0,4	▼
Punica Tea & Fruit Exotic	1 Glas, 200 ml	26	0,1	▲
Sprite	1 Glas, 200 ml	74	0,4	▼
Sprite Zero	1 Glas, 200 ml	2	0	▲
Tonic Water, Schweppes	1 Glas, 200 ml	76	0,4	▼
Energydrinks, Markenprodukte				
Burn	1 Dose, 250 ml	123	0,5	▼
Isostar Hydrate & Perform Fresh Alu	1 Dose, 250 ml	73	0,3	▼
Powerade Sportswater i.D.	1 Flasche, 500 ml	80	0,2	▶
Powerade Sportsdrink i.D.	1 Flasche, 500 ml	120	0,2	▶
Red Bull	1 Dose, 250 ml	113	0,5	▼
Bier				
alkoholfreies Bier (<0,5 Vol%)	1 Glas, 300 ml	75	0,3	▼
Altbier (5,0 Vol%)	1 Glas, 300 ml	123	0,4	▼
Bier mit Limonade (2,5 Vol%; Radler, Alster)	1 Glas, 300 ml	135	0,5	▼
Bier mit Cola-Limonade (2,5 Vol%; Diesel)	1 Glas, 300 ml	135	0,5	▼

GETRÄNKE

WEIN

Lebensmittel	Menge	Energie (kcal)	Energiedichte (kcal/g)	Bewertung
Kölsch (5,0 Vol%)	1 Glas, 300 ml	126	0,4	▼
Malzbier (0 Vol%)	1 Glas, 300 ml	123	0,4	▼
Pils (5,0 Vol%)	1 Glas, 300 ml	126	0,4	▼
Starkbier (6,0 Vol%)	1 Glas, 300 ml	179	0,6	▼
Weizenbier, Weißbier (5,0 Vol%)	1 Glas, 500 ml	200	0,4	▼
Wein und Sekt				
Apfelwein (6,0 Vol%; Cidre, Cider)	1 Glas, 150 ml	68	0,5	▼
Champagner (12,5 Vol%)	1 Glas, 100 ml	80	0,8	▼
Fruchtweine i.D. (10,0 Vol%)	1 Glas, 150 ml	105	0,7	▼
Portwein (20,0 Vol%)	1 Glas, 50 ml	80	1,6	▼
Roséwein (11,5 Vol%)	1 Glas, 150 ml	113	0,8	▼
Rotwein (12,5 Vol%)	1 Glas, 150 ml	128	0,9	▼
Sekt (12,5 Vol%)	1 Glas, 100 ml	80	0,8	▼
Weißwein (11,5 Vol%)	1 Glas, 150 ml	113	0,8	▼
Liköre und Spirituosen				
Aquavit (40,0 Vol%)	1 Glas, 20 ml	45	2,3	▼
Eierlikör (14,0 Vol%)	1 Glas, 20 ml	54	2,7	▼
Fruchtlikör (20,0 Vol%)	1 Glas, 20 ml	38	1,9	▼
Gin (40,0 Vol%)	1 Glas, 20 ml	45	2,3	▼
Grappa (40,0 Vol%)	1 Glas, 20 ml	45	2,3	▼
Korn, Klarer (32,0 Vol%)	1 Glas, 20 ml	36	1,8	▼
Kräuter-, Gewürz-, Bitterlikör (35,0 Vol%)	1 Glas, 20 ml	47	2,4	▼
Obstbrand (40,0 Vol%)	1 Glas, 20 ml	45	2,3	▼

EINKAUFS-TABELLEN

SPIRITUOSEN

Lebensmittel	Menge	Energie (kcal)	Energiedichte (kcal/g)	Bewertung
Rum (40,0 Vol%)	1 Glas, 20 ml	45	2,3	▼
Sherry (17,0 Vol%)	1 Glas, 50 ml	51	1,0	▼
Weinbrand (40,0 Vol%)	1 Glas, 20 ml	45	2,3	▼
Whisky, Scotch (43,0 Vol%)	1 Glas, 20 ml	48	2,4	▼
Wodka (40,0 Vol%)	1 Glas, 20 ml	45	2,3	▼

Register

A

Aachener Printen, Lambertz 77
Aal 45
– geräuchert 48
Actimel 54
After Eight 97
Ahornsirup 95
Altbier 114
Amaranth 65
Amerikaner 73
Ananas 88
– Konserve 90
Apfel 88
– getrocknet 91
Apfelkuchen 73
Apfelmus 90
Apfel-Rotkohl 83
Apfelsaft 92
Apfelsaftschorle 113
Apfelsine 88
Apfelstrudel 73
Apfelwein 115
Aprikosen 88
– getrocknet 91
– Konserve 90
Aprikosenkonfitüre 96
Aprikosennektar 92
Aquavit 115
Arganöl 62
Artischocke 78
Aubergine 79
Austern 48
Avocado 88

B

Babybel 59
Backobst 91
Backwaren, herzhafte 105
Bagel 70
Baguette 71
Baguettebrötchen 70
Balisto 97
Bambussprossen 79
Banane 88
– getrocknet 91
Barbecue-Grillsoße 109
Barsch 45
Baumkuchen 73
Bavaria Blue 57
Becel 63
Bechamelsoße 108
Beerenmischung, TK-Produkt 88
Bergkäse 57
Berliner 73
Bertolli 63
Bienenstich 73
Bier 114
Bierschinken 40
BiFi 42
Big King, Burger King 107
Big Mac, McDonald's 107
Bionade 113
Birne 88
– Konserve 90
Birne Helene 100
Biskuitrolle 73
Bismarckhering 48
Bitter Lemon, Schweppes 113
Bitterlimonade 113
Bitterschokolade 96
Blattsalat 79
Blauschimmelkäse 57
Blumenkohl 79, 83
Blutwurst 40
Bockwurst 40
Bohnen 79, 86
Bonbons 96
Bounty 97
Braten-Aufschnitt 40
Bratensoße 108
Bratkartoffeln 84
Brie 57
Brokkoli 79, 83
Brombeeren 88
Brot 71
Brotaufstrich
– süßer 96
– vegetarischer, Markenprodukte 44

REGISTER

Brötchen 70
Brownie 74
Buchweizen 65
Buchweizenmehl 66
Buko 59
Burn 114
Butter 62
– MinusL 64
Buttercremetorte 74
Butterkäse 57
Butterkeks 75
– Leibniz 77
Butterkuchen 74
Buttermilch 52
Butterschmalz 62

C

Calamari 50
Camembert 57
Cannelloni 68
Capri, Langnese 103
Capri-Sonne Orange 113
Caramac 97
Cashews 93
Champagner 115
Champignons 84
Cheeseburger 106
Chickenburger, McDonald's 107
Chicken McNuggets, McDonald's 107
Chili con carne 104
Chipsfrisch, Funny-frisch 110
Chips ready salted, Chio 110
Chiquita Smoothies 92
Choco Crossies 97
Cidre 115
Coca-Cola 114
Cocktaildressing 108
Colagetränke 113
Cordon bleu 43
Corned beef 40
Cornetto, Langnese 103
Cornflakes 72
Corny, Schwartau 72
Country Potatoes, McCain 85
Cremedessert 100
Crème fraîche 52
Cremesuppe 104
Cremetorte 74
Cremissimo, Langnese 103
Cremisso Aufstrich, Tartex 44
Crêpe 100
Croissant 70
Crunchy, Kellogg's 72
Curry Ketchup, Heinz 109
Currywurst 106

D

Dampfnudeln 100
Datteln 88
– getrocknet 91
Deli Reform 63
Dessert 99
– Markenprodukte 101
Dessert Schoko, alpro soya 55
Dessertsoße, Zentis 101
Diätmargarine 63
Dickmann's 99
Dickmilch 52
Dinkel 66
Dinkelmehl 66
Distelöl 66
Dominosteine 76
Donauwellen 74
Döner 107
Donuts 74
Dorade 45
Drink, alpro soya 56
Du darfst, Wurstwaren 42
duplo 97

E

Edamer 57
Eier 44
Eierlikör 115
Eiersalat 103
Eintopf 104
– Markenprodukte 105
Eis 102

REGISTER

– Markenprodukte 103
Eisbein 38
Eiserkuchen 74
Eiskaffee 102
Eisschokolade 102
Eistee 113
Emmentaler 58
Energydrinks 114
Entenfleisch 39
Erbsen 79, 86
Erbseneintopf 104
Erdbeeren 88
– Konserve 90
Erdbeerkonfitüre 96
Erdbeermilch 52
Erdnüsse 93
Erdnussflips 110
ErdnußLocken Classic, Lorenz 110
Erdnussmus 96
Erfrischungsgetränke 113
– Markenprodukte 113
Espresso 112
Essig 109
Express Indisch, Uncle Ben's 69

F

Falaffel 107
Fanta 114
Fasanenbrust 39
Fast Food 106

– Markenprodukte 107
Feigen 88
– getrocknet 91
Feinkostsalate 103
Feinkostsauce, Kraft 109
Fenchel 79
Ferrero Küsschen 97
Feta 58
Feuertopf, Erasco 105
Filegro, Iglo 50
Fisch 45
Fischerzeugnisse 48
Fischfrikadelle 50
Fischgerichte 50
– Markenprodukte 50
Fischstäbchen 50
Fish King, Burger King 107
Fladenbrot 71
Flammkuchen 105
Fleisch 36, 37, 38
Fleischgerichte 43
Fleischkäse 40
Fleischwaren 40
– Markenprodukte 42
Fleischwurst 40
Flusskrebs 48
Forelle 46
– geräuchert 48
Frankfurter Kranz 74

Frankfurter Würstchen 40
Frikadelle 40
Frischkäse 56
– Markenprodukte 59
– MinusL 54
1·2·3 Frites, McCain 86
Frittierfett 63
Froop Erdbeere, Müller 54
Frosties, Kellogg's 73
Fruchtbuttermilch 52
Fruchtdickmilch 53
Früchtebrot 74
Fruchteis 102
Früchte, kandierte 97
Früchte-Müsli 72
Früchtetee 112
Fruchtjoghurt 53
Fruchtkaltschale 100
Fruchtkefir 53
Fruchtlikör 115
Fruchtquark 56
Fruchtsaft 91
Fruchtschorle 113
Fruchtsorbet 102
Fruchtzucker 95
Frucht Zwerge 54
Frühlingsrolle 83
Fruit2day, Schwartau 92

REGISTER

G

Gala Feiner Schokoladenpudding, Dr. Oetker 102
Gänsefleisch 39
Gänseschmalz 62
Garant Grießpudding, Dr. Oetker 102
Gebäck 73
Geflügel 39
Geflügelsalat 103
Gehacktes 37
Gemüse 78
Gemüsebrühe 104
Gemüseeintopf 104
Gemüsegerichte 83
Gemüsesaft 82
Gemüsesauerkonserven 82
Germknödel 100
Gerste 66
Gerstenmehl 66
Getreide 65
Getreidebratling 68
Getreidegerichte 68
– Markenprodukte 69
Getreidekaffee 112
Getreidesprossen 66
Gewürzkuchen 74

Gin 115
Gnocchi 85
Goldbären, Haribo 98
Gorgonzola 58
Götterspeise 100
Gouda 58
– Du darfst 59
Gourmet-Garnelen Provence, Iglo 50
Gourmet Pastete Mexicana, Allos 44
Grahambrot 71
Granatapfel 88
Grapefruit 88
Grappa 115
Graupentopf, Erasco 105
Grießbrei 100
Grünkern 66
Gulaschsuppe 104
Gurke 80

H

Hackfleisch 38
Hafer 66
HaferDrink, Vitaquell 56
Haferflocken 66
Hähnchen 39
Hamburger 107
Hamburger Royal, McDonald's 107
Hamburger Sauce, Hela 109

hanuta 97
Haribo 98
Harzerkäse 58
Haselnusskerne 93
Hasenkeule 39
Hauskaninchen 39
Hefegebäck 74
Hefezopf 74
Heidelbeeren 88
Heidesand 76
Heringssalat 48
Herrencreme 101
Herz 37
Himbeeren 88
– Konserve 90
Hirschkeule 39
Hirse 66
Honig 96
Honigkuchen 74
Hot Dog 107
Hühnerfrikassee 43
Hühner-Reistopf, Erasco 105
Hülsenfrüchte 86
Hummer 48
Hüttenkäse 56

I

I love Milka Pralinés 99
Isostar 114

J

Jägersoße 108
Jakobsmuschel 48
Joghurt 53

REGISTER

– MinusL 54
Joghurtdressing 108
Joghurtersatz aus Soja 55
Johannisbeeren 89

K

Kabanossi 41
Kabeljau 46
Kaffee 112
Kaffeesahne 55
Kaffeeweißer 55
Kakaobutter 63
Kakaopulver 95
Kakaotrunk 52
Kalbfleisch 36
Kalbsleber 37
Karamell Riesen, Storck 98
Karotte 80
Kartoffelbrot 71
Kartoffelchips 110
Kartoffel-Gemüsetopf, Sonnen Bassermann 105
Kartoffelgerichte 84
Kartoffelprodukte 84
– Markenprodukte 85
Kartoffelsalat 103
Kartoffelstärke 68
Kartoffelsuppe 104

Käse 57
– Markenprodukte 59
Käsegebäck 110
Käsekuchen 74
Käsesalat 103
Käsesoße 108
Käsespätzle 68
Käsesuppe 104
Kasseler 38
Kasseler-Aufschnitt 41
Katjes 98
Katzen Pfötchen, Katjes 98
Kaviar 49
Kefir 53
Kekse 75
Kichererbsen 86
Kidneybohnen 86
Kinder pingui 98
Kinder Schokolade 98
Kirschen 89, 90
– Konserve 91
KitKat Riegel 98
Kiwi 89
Kleingebäck 75
Knabberwaren 110
– Markenprodukte 110
Knäckebrot 71
– Wasa 72
Knoblauchbutter 62
Knusper Joghurt Original, Müller 54

Kohlrabi 80
Kokosfett 63
Kokosmilch 93
Kokosnuss 93
Kölsch 115
Kondensmilch 55
Konfitüre 96
Königsberger Klopse 43
Korn 115
Krabbenbrötchen 50
Krabben in Dosen 49
Krabbensalat 104
Kräcker 110
Kräuter 78
Kräuterbutter 62
Kräuterlikör 115
Kräuterquark 56
Kräutertee 112
Kroketten, McCain 85
Kuchen 73
Kürbis 80
Kürbiskerne 93
Kürbiskernöl 62

L

Lachs 46
– in Dosen 49
Lakritze 97
– Haribo 98
Lamacun 107
Lammfleisch 37
Languste 48
Lasagne 68
Lätta 64

REGISTER

Lauch 80
Laugenbrezel 70
LC1 54
Leber 37, 38
Leberkäse 40
Leberwurst 40, 41
– Du darfst 42
Lebkuchen 76
Leinöl 62
Leinsamen 93
Leinsamenbrot 71
Leipziger-Allerlei 83
Limburger 58
Limonade 113
Lindor 98
Lindt Excellence 98
Linsen 86
Linseneintopf 104
Linzer Torte 74
Löffelbiskuits 76

M

Macadamianüsse 93
Magermilch 51
Magnum Classic, Langnese 103
Mais 66
Maisgrieß 66
Maiskeimöl 62
Maisstärke 68
Makrele 46
– geräuchert 49
Makronen 76
Malzbier 115
Malzkaffee 112

Mandeln 93
Mango 89
Maoam 98
Maple Walnuts, Mövenpick 103
Maracuja 89
Margarine 63
Marmelade 96
Marmorkuchen 74
Maronen 93
Mars 98
Marshmallows 97
Marzipan 97
Mascarpone 56
Matjesbrötchen 50
Maultaschen 69
Mayonnaise 63
McFlurry Smarties, McDonald's 107
Mehl 65
Mehrkornbrot 71
Mehrkornbrötchen 70
Melone 89, 90
merci 98
Mett 38
Mettwurst 41
Mexikanischer Chilitopf, Sonnen Bassermann 105
Miesmuscheln 48
Milch 51
– laktosefreie 54
Milchbrötchen 70
Milchersatzprodukte 55

– Markenprodukte 55
Milchgetränke 51
Milchkaffee 113
Milchprodukte 52
– laktosefreie 54
– Markenprodukte 54
– probiotische, Markenprodukte 54
Milchreis 101
Milch-Schnitte, Ferrero 99
Milchshake Schoko, McDonald's 108
Milchsnack, Leibniz 77
Milchzucker 95
Milka Tender 99
Milky Way 99
Milram Frühlingsquark 60
Mineralwasser 113
Miracel Whip 64
Mirácoli Spaghetti Tomate-Basilikum 69
M & M's Peanut 98
Möhre 80
Möhrentopf, Sonnen Bassermann 105
Molke 53
Mon chéri 99
Mortadella 40, 41

REGISTER

– Du darfst 42
Mousse au chocolat 101
Muffin 74
Multivitamin-Saft, hohes C 92
Mungobohnensprossen 86
Muscheln 48
Müsli 72
– Kölln 73
Müsliriegel 72

N

Napfkuchen 74
Nektarine 89
Nesquik 54
Niere 37, 38
nimm2 99
Nogger, Langnese 103
Nordseekrabben 48
Nougat 97
Nudelgerichte 68
– Markenprodukte 69
Nudeln 68
Nudelpfanne Bami Goreng 69
Nudelsalat 104
Nudeltopf mit Huhn, Maggi 70
Nüsse 93
Nussecke 74
Nusskuchen 74
Nuss-Müsli 72
Nuss-Nougat-Creme 96
Nuss-Schokolade 97
Nuts 99

O

Obst 87
Obstbrand 115
Obstkompott 90, 91
Obstkonserven 90
Obstkuchen 74
Obstsaft 91
Obstsalat 101
Obsttorte 74
Ohne Gleichen Vollmilch, Bahlsen 77
Oliven 83
Olivenöl 62
Öl, pflanzliches 62
Ölsardinen 49
Orange 88
Orangenfruchtsaftgetränk 113
Orangensaft 92
Orangensaftschorle 113

P

Palmkernfett 63
Paniermehl 66
Panna Cotta, Dr. Oetker 102
Paprika 80
Paradiescreme Vanille-Geschmack, Dr. Oetker 102
Paranüsse 93
Parmesankäse 58
Pastete, vegetabile, Tartex 44
Pekannüsse 94
Pesto 108
Pfannkuchen 69
Pferdefleisch 39
Pfifferlinge 84
Pfirsich 90
– Konserve 91
Pfirsich Melba 101
Pflanzencreme 63
Pflaumen 90
– getrocknet 91
– Konserve 91
Pflaumenkuchen 75
Pflaumenmus 96
Philadelphia 60
Pichelsteiner Topf, Erasco 105
Pils 115
Pilze 84
Pinienkerne 94
Pistazien 94
Pizza 105
Pizzabaguette 105
Polenta 66
Pommes frites 85
Popcorn 110
Porree 80
Porridge 69
Portwein 115

REGISTER

Poularde 39
Powerade 114
Pralinen 97
Pringles 110
Printen 76
Prinzen Rolle, Griesson de Beukelaer 77
Puddingpulver 68
Pumpernickel 71
Punica 114
Pur Pur Frucht-Smoothies, Schwartau 93
Pute 40
Putenbrust-Aufschnitt 41

Q

Quarkfein Erdbeer-Geschmack, Dr. Oetker 102
Quark-Sahne-Torte 75
Quarkspeise 101
Quiche Lorraine 106
Quinoa 66

R

Raffaello 99
Ragout fin 43
Rahm-Gemüse 83
Rahmsoße 108
Rama 64
Rapsöl 62
Ratatouille 84
Räucherlachs 49
Rauchfleisch 41
Ravioli 69
– Maggi 70
Red Bull 114
Rehkeule 39
Rehrücken 39
Reis 67
ReisDrink, Vitaquell 56
Reispfanne Nasi Goreng 69
Reissalat 104
Reisstärke 68
Reiswaffeln 110
Remoulade 63
Rhabarber 81
Rice Krispies, Kellogg's 73
Ricottakäse 58
Rindergulasch 43
Rinderleber 37
Rinderroulade 43
Rindfleisch 37
Rindfleischbrühe 104
Risotto 69
Ritter Sport 99
Roastbeef 38
Rocher, Ferrero 99
Roggen 67
Roggenbrot 71
Roggenbrötchen 70
Roggenmehl 67
Roggenvollkornbrot 71
Rollmops 49
Romadur 59
Roséwein 115
Rosinen 91
Rosinenbrot 71
Rösti 85
– McCain 85
Rotbarsch 47
– geräuchert 49
Rote Bete 81
– Konserve 83
Rote Grütze 101
Rotkohl 81
Rotwein 115
Rotwein-Creme, Dr. Oetker 102
Rum 116
Russisch Brot 76

S

Saaten 93
Sachertorte 75
Sago 67
Sahne 53
Sahnesoße 108
Sahnetorte 75
Salami 41
– Du Darfst 42
Salat 78
Salatdressings 108
– Markenprodukte 109
Salatfix 109
Salatmayonnaise 63
Saltletts Snack Mix, Lorenz 111
Salzige Heringe, Katjes 98

Register

Salzstangen 110
Samen 93
Sauce Hollandaise 108
Sauerkraut 81
Schafmilch 51
Schafskäse 59
Scheibletten 59
Schichtkäse 56
Schillerlocke 49
Schinken 41
Schlemmerfilet 50
Schlemmer Joghurt Kirsche, Müller 54
Schmand 54
– MinusL 55
Schmelzkäse 59
– Du darfst 60
Schnitzel 37, 38
– paniert, gebraten 43
Schokodrink, Sojabasis 55
Schokolade 97
Schokoladen-Croissant 71
Schokoladeneis 102
Schokoladenkuchen 75
Schokoladenpudding 101
Schokoladenpulver 96
Schokoladenstreusel 97
Schoko-Müsli 72

Schoko Toffees, Storck 99
Scholle 47
– paniert, gebraten 50
Schupfnudeln 85
Schwarzwälder Kirschtorte 75
Schweinefleisch 38
Schweineschmalz 62
Schweinsöhrchen 75
Seelachs 45
Sekt 115
Selection Mischung, Bahlsen 77
Sellerie 79
Semmelknödel 69
– Pfanni 70
Senf 109
Serbische Bohnensuppe, Erasco 105
Sherry 116
Smacks, Kellogg's 73
Smarties 99
Snickers 99
Softeis 102
Soja-Aufschnitt 43
Sojamilch 55
Sojasoße 109
Sojasprossen 86
Sojawurst 43

Sojazubereitung, Fleischersatz 43
Sonnenblumenkernbrot 71
Sonnenblumenkerne 94
Soßen 108
Spaghetti Bolognese 69
Spaghetti Carbonara 69
Spargel 81
Spargelcremesuppe 104
Spargel-Schinken-Röllchen 84
Speck 41
Speisequark 56
Spekulatius 76
Spinat 81
Sprite 114
Spritzgebäck 76
Starkbier 115
Stärke 68
Steak 38
Steinpilze 84
Stollen 75
Straußenfleisch 40
Streuselkuchen 75
Studentenfutter 94
Stutenmilch 51
Suppe 104
– Markenprodukte 105

Register

Suppenhuhnfleisch 40
Süßigkeiten 96
– Markenprodukte 97
Süßspeisen 99
– Markenprodukte 101

T

Taccos, Chio 111
Tatar 38
Tee 112
Teewurst 42
– Du darfst 43
Teigwaren 68
Thunfisch 47, 49
Tilsiter 59
Tintenfisch 48
Tiramisu 101
Toastbrot 71
Toast Hawai 106
Toffifee 99
Tofu 55
Tomate 82
Tomaten Gewürz Ketchup, Hela 110
Tomatenketchup 109
Tomatenmark 109
Tomatensoße 108
Tomatensuppe 104
Tonic Water, Schweppes 114
Topinambur 82
Torte 73

Tortellini 69
Tortilla Chips (Tacitos), Lorenz 111
Traubensaft 92
Traubenzucker 95
Trinkschokolade 52
Trockenobst 91
Tropen-Früchte, Katjes 98
Trüffel 97
Truthahn 40
Twix 99

V

Vanilleeis 102
Vanillekipferl 76
Vanillemilch 52
Vanillepudding 101
Vanillesoße 101
Vinaigrette 108
Vollkornbrötchen 71
Vollkorn Haferfleks, Kölln 73
Vollkorn-Joghurt mild Erdbeere, Onken 54
Vollkornkeks 76
Vollkornnudeln 68
Vollkorn-Toastbrot 71
Vollmilch-Schokolade 97

W

Waffeln 75
Waldorfsalat 104
Walnüsse 94
Walnussöl 62
Wasser 112
Weetabix Original 73
Wein 115
Weinbrand 116
Wein-Cremedessert 101
Weingummi 96
Weintrauben 90
Weißbrot 71
Weißkohl 82
Weißwein 115
Weißwurst 41
Weizen 67
Weizenbier 115
Weizenbrot 71
Weizenkeime 67
Weizenkleie 67
Weizenmehl 67
Weizenmischbrot 71
Weizenstärke 68
Werther's Original 99
Whisky 116
Whopper, Burger King 108
Wiener Würstchen 42
wie Wurst pflanzl. Brotaufstrich, Tartex 44
Wild 39

REGISTER

Wildente 40
Wildgeflügel 39
Wildkaninchen 39
Wildschweinkeule 39
Windbeutel 75
Wirsingtopf, Sonnen Bassermann 105
Wodka 116
Wrap 107
Würstchen, Du darfst 43
Wurstsalat 104
Wurstwaren 40
– Markenprodukte 42

Würzmittel 109
Würzsauce, Kühne 110
Würzsoßen 109
– Markenprodukte 109

Y

Yakult 54
Yogurette 99

Z

Zauberfleks Schoko, Kölln 73
Zaziki 56
Ziegenfleisch 39

Ziegenkäse 59
Ziegenmilch 51
Zimtsterne 77
Zitronenkuchen 75
Zucker 95
Zuckermais 82
Zwetschgenknödel 85
Zwieback 77
– Brandt 77
Zwiebelkuchen 106
Zwiebelsuppe 104
Zwiebli Ringe, Funny-frisch 111

SERVICE

Liebe Leserin, lieber Leser,

hat Ihnen dieses Buch weitergeholfen? Für Anregungen, Kritik, aber auch für Lob sind wir offen. So können wir in Zukunft noch besser auf Ihre Wünsche eingehen. Schreiben Sie uns, denn Ihre Meinung zählt!

Ihr TRIAS Verlag
E-Mail-Leserservice: heike.schmid@medizinverlage.de
Lektorat TRIAS Verlag, Postfach 30 05 04, 70445 Stuttgart, Fax: 0711 89 31-748

Impressum

**Bibliografische Information
der Deutschen Nationalbibliothek**
Die Deutsche Nationalbibliothek verzeichnet diese Publikation in der Deutschen Nationalbibliografie; detaillierte bibliografische Daten sind im Internet
über http://dnb.d-nb.de abrufbar.

Programmplanung: Uta Spieldiener
Redaktion: Anne Bleick, Stuttgart

Umschlaggestaltung und Layout: CYCLUS Visuelle Kommunikation, Stuttgart

Bildnachweis:
Umschlagfoto: Stockfood
Fotos im Innenteil: S. 5, 8, 30: Fotolia

Wichtiger Hinweis: Wie jede Wissenschaft ist die Medizin ständigen Entwicklungen unterworfen. Forschung und klinische Erfahrung erweitern unsere Erkenntnisse, insbesondere was Behandlung und medikamentöse Therapie anbelangt. Soweit in diesem Werk eine Dosierung oder eine Applikation erwähnt wird oder Ratschläge und Empfehlungen gegeben werden, darf der Leser zwar darauf vertrauen, dass Autoren, Herausgeber und Verlag große Sorgfalt darauf verwandt haben, dass diese Angaben dem Wissensstand bei Fertigstellung des Werkes entsprechen, jedoch kann eine Garantie nicht übernommen werden. Eine Haftung des Autors, des Verlags oder seiner Beauftragten für Personen-, Sach- oder Vermögensschäden ist ausgeschlossen.

1. Auflage

© 2014 TRIAS Verlag in
MVS Medizinverlage Stuttgart GmbH & Co. KG
Oswald-Hesse-Straße 50, 70469 Stuttgart

Printed in Germany

Satz und Repro: Fotosatz Buck, Kumhausen
gesetzt in Adobe InDesign 5.0
Druck: AZ Druck und Datentechnik GmbH, Kempten

Gedruckt auf chlorfrei gebleichtem Papier

ISBN 978-3-8304-6729-8   1 2 3 4 5 6

Auch erhältlich als E-Book:
eISBN (PDF) 978-3-8304-6730-4
eISBN (ePub) 978-3-8304-6731-1

Besuchen Sie uns auf facebook!
**www.facebook.com/
gesundeernaehrungtrias**

Geschützte Warennamen (Warenzeichen) werden nicht besonders kenntlich gemacht. Aus dem Fehlen eines solchen Hinweises kann also nicht geschlossen werden, dass es sich um einen freien Warennamen handelt.

Das Werk, einschließlich aller seiner Teile, ist urheberrechtlich geschützt. Jede Verwertung außerhalb der engen Grenzen des Urheberrechtsgesetzes ist ohne Zustimmung des Verlags unzulässig und strafbar. Das gilt insbesondere für Vervielfältigungen, Übersetzungen, Mikroverfilmungen und die Einspeicherung und Verarbeitung in elektronischen Systemen.